全国名老中医药专家学术经验传承工作——
毛天东老中医药专家传承工作室系列丛书

毛天东医案

主　编　毛书歌

副主编　（以姓氏汉语拼音为序）

　　　　毛晓艳　史俊德　王智勇

编　委　（以姓氏汉语拼音为序）

　　　　毛春焕　毛梦飞　宋聚才

　　　　王端权　王少纯　赵冬梅

中国中医药出版社

·北　京·

图书在版编目（CIP）数据

毛天东医案/毛书歌主编．—北京：中国中医药出版社，2015.10
（毛天东老中医药专家传承工作室系列丛书）
ISBN 978－7－5132－2761－2

Ⅰ．①毛…　Ⅱ．①毛…　Ⅲ．①医案－汇编－中国－现代
Ⅳ．①R249.7

中国版本图书馆 CIP 数据核字（2015）第 208895 号

中 国 中 医 药 出 版 社 出 版
北京市朝阳区北三环东路 28 号易亨大厦 16 层
邮政编码　100013
传真　010 64405750
三河市西华印务有限公司印刷
各地新华书店经销
＊
开本 710×1000　1/16　印张 11　字数 111 千字
2015 年 10 月第 1 版　2015 年 10 月第 1 次印刷
书　号　ISBN 978－7－5132－2761－2
＊
定价　28.00 元
网址　www.cptcm.com

内容简介 ◀

　　本书摘录了毛天东教授60年临床诊疗过程中的部分经典病案，所录病案分门汇辑，附有图片并加以按语。本书所撰医案归纳为正骨技术、骨病筋伤、验方病案举例、人文病案举例四大门类，内容全面、病例真实、说理简要、按语明确，有助于读者领悟毛天东教授医案精华，学习其治疗要点。毛天东教授善手法正骨，治疗合理有效，操作简易明确，便于在临床中推广；且善疗骨病筋伤，把握辨证要点，方药灵活化裁，疗效独特。本书专业性强、内容实用，可作为骨伤科及相关专业人员临床、教学及科研的参考用书。

序　言

　　洛阳平乐正骨医术，起于清·嘉庆年间，至今已二百七十年余。本《蔺道人仙授理伤续断秘方》宗旨，承《正体类要》源流，续《医宗金鉴·正骨心法要旨》方术。折衷诸先哲奥秘，自成体系，独树一帜。声闻海内，患者如云。新中国成立前，遵从传子不传女之旧习，世代以家庭诊所接诊，发展缓慢。新中国成立后，党和政府高度重视，以第五代传人高云峰先生为院长，创办了世界上第一所骨伤科大学——河南平乐正骨学院，后又创办了正骨研究院。我和毛天东教授有幸成为平乐正骨学院科班出身的亲传弟子。

　　恩受高云峰先生的言传身教，耳提面命，我们这些弟子深得平乐正骨医术真谛。再经各自数十年临床、科研的体悟升华，大都学有所成，使平乐正骨这朵杏林奇葩绽放九州。2008年被收入"国家非物质文化遗产"首批名录，实乃中医药界一大幸事。

　　我与毛天东教授在正骨学院是同桌，同学情谊数十年如一日，每每相聚，忆先师笑貌风范，想当年制瓦搬砖，平坟地，起校舍，师生情笃。叙同窗阔别情谊，无不言出肺腑、淋漓酣畅，动情处以至于唏嘘零涕。

欣闻毛天东之长子毛书歌贤侄，后起之秀，青年俊杰，现担任中华中医药学会疼痛分会副主委暨河南省主委，且由省政府颁发证书确定为"国家非物质文化遗产平乐郭氏正骨法"第七代代表性传承人，不仅担纲国家名老中医毛天东传承工作室负责人，且组织其传承室学术团队，编写《毛天东老中医药专家传承工作室系列丛书》。丛书以《毛天东医案》为首本，《平乐正骨十讲》《正骨治筋108式》《实用正骨回春妙方》《道医养生传世录》依次编排。

丛书各分册书名新颖，内容翔实，特点突出，一经开阅则令人不忍释手。《毛天东医案》一书，收录经典案例64例，分为正骨技术、骨病筋伤、验方案例、人文案例四个门类。尤其人文案例实为医案之创新内容，切实体现了毛天东教授仁心仁术之大医本心。《平乐正骨十讲》不仅对平乐正骨学术渊源论述周详，且新的发现殊为可贵。身为第七代传承人的毛书歌贤侄，在颈椎病、腰椎间盘突出症、脊柱侧弯的手法治疗方面，成果丰硕，所述特色绝技均突显传承创新之处，尤其令人欣慰。《正骨治筋108式》《实用正骨回春妙方》资料翔实，论述精当。《道医养生传世录》一册，在浩瀚的道医典籍中，删繁为简，钩深致远，其中方术有作者自身养生之体验，殊为难能可贵。信其验之有征，传世必矣！

薪火传承结硕果，图文并茂传世作。作为毛天东教授的老同学，看到以他名字命名的名医工作室传承系列丛书问世，诚表热烈祝贺，并欣然为之作序。

世界手法医学联合会主席

全国老中医药专家学术经验继承工作指导老师

原广西中医学院院长

广西中医药大学终身教授

韦贵康

2015－4－25

前　言

　　《毛天东医案》为毛天东老中医药专家传承工作室系列丛书之一，是响应"十一五"国家科技支撑计划项目"名老中医临床经验、学术思想传承研究"的号召，就毛老个人宝贵临床经验总结而编写的一本书。

　　毛天东教授从事中医正骨临床、教学、科研工作50余年，开展了大量成绩卓著的工作，其所主持的课题曾先后获得河南省中医管理局一等奖、河南省科技进步一等奖、"康莱特杯"全国中医院优秀学术著作一等奖等。

　　洛阳平乐正骨汇诸贤哲奥妙，声闻海内，效果奇特，泽惠众生。毛天东教授作为平乐正骨第六代传人，师承正骨泰斗高云峰先生，受高老言传身教，深得平乐正骨医术真谛，并思索总结，承古拓新，在长期的临床工作中形成了一套行之有效的治疗方法体系。医案作为中医药传承和研究方法的载体，代表了医家中医学术发展的水平，也为后代医家提供了习学德艺的宝贵资料。本书遴选毛老部分经典病案，编辑成册，分门别类，予艺予德。这些病案是毛老中医临床思辨特色和临床经验的具体体现。

本书收集了毛天东教授的 64 份病案。该病案有毛老亲自记录收藏的,有跟随过毛老学习的学生供稿的,均为经典病案。归纳为正骨技术、骨病筋伤、验方病案举例、人文病案举例等四大门类。不仅深刻总结了毛老的学术经验、人文素养,也为传承、学习和推广名老中医的学术思想和临床经验提供了翔实的第一手资料。本书专业性强、内容实用,希望能对骨伤专业的临床、科研、教学及相关医务人员有所裨益;对有志于中医药学术传承的同仁有所启迪。

　　在本书即将完稿及出版之际,对为中医药事业无私奉献的毛天东教授表示崇高的敬意,对参与研究整理及审核的各位专家表示由衷的感谢!

编　者
2015 年 2 月

目 录

第一章 名医小传

（一）经历简介

毛天东，男，主任中医师，1935年7月出生，河南宜阳县人。1959年进入河南省平乐正骨学院（中国第一所中医骨伤科大学）学习。1964年大学毕业后到河南省洛阳正骨医院工作，1980年加入中国共产党，1984年任洛阳正骨医院病区主任，在开展骨折、脱位的中西结合治疗研究的同时，积极探索筋伤、杂病及颈肩腰腿痛的临床治疗，为医院后来在颈肩腰腿痛方面的发展起到了奠基性作用。曾任中国传统医学手法研究会河南分会常务理事、洛阳市中医学会理事等职。2003年、2008年分别被国家人事部、卫生部、国家中医药管理局确定为全国第三批、第四批全国老中医药专家学术经验继承指导老师。2008年，荣获河南省中医药管理局"河南省中医事业终身成就奖"。2009年，被中华中医药学会授予"全国先进名医工作站（室）"。2010年，国家中医药管理局确定毛天东为全国名老中医药专家，并拨专款在河南省洛阳正骨医院组建"名医传承工作室"。

（二）学医过程

少年时代的毛天东因家境贫寒，只能借农闲抽空上学，光是四年级就读了几次，直到新中国成立后才系统上学，1964年结束了13年的求学之路。艰苦的生活一直伴随着他，警示着他，成为他勤奋好学的动力。

他之所以走上医学道路有两个原因：

一是家乡位于宜阳县、嵩县接壤处，丘陵起伏，靠天吃饭，缺医少药，人一旦生了病，也只能听天由命。新中国成立前情况更糟，小时候在荒山野岭上放牛割草，常常可见到麻绳干草捆绑的死孩子卷，甚至被三五成群的野狗啃噬着，惨不忍睹。他清楚地记得两个侄女死于伤寒，一个侄子死于脑膜炎。父亲患肺病无钱医治，在他12岁时离开了人世。这些情况在他小时候就已打上了深深的印记。家乡的贫困、疾病、看病难或是他走上医学道路的初衷。

二是有两个关键人物对他的影响。

首先是他的大哥，特别崇尚医生这个职业。小时候每逢全家人在一起闲聊，大哥就会说："你们几个不管谁遇到学医的机会都不要放过，当个医生比什么都强。"接着，他会列举医生工作稳定，受人尊重，越老越有用，不担惊受怕等鼓励大家。大哥的话虽然与其成长的动乱年代有关，可这不止一次的重复，有些话似乎也不无道理，久之就对他起到了潜移默化的作用。

另一个就是毛老初中的老师楚棠先生。因为家境贫寒，才上五年级的时候就想着及早参加工作，来减轻家庭负担，改变贫困生活。刚上六年级，果然有个报考幼师的机会，毛老和二俅偷偷去参加了考试，考场就设在宜阳县风景名胜区的灵山寺。其中有一道语文题目是："写出中国古典文学四大名著及作者。"就这么简单的题他都答不全，自然就名落孙山了。经过这一次打击，他才知道自己知识的匮乏，唯一的办法就是下苦功夫勤奋学习了，果然在后来考初中时，两个班共收100名学生，他以第六名的成绩被录取到宜阳三中。

初中三年级毛老是班长，班主任是楚棠先生，师生关系融洽。由于家境贫寒，早日参加工作改变家境贫困的初衷始终未变。临近毕业，毛老把这一想法告诉了楚老师，想得到他的支持，没想到老师非常严肃、郑重地对毛老说："你是班长，我正想找你了解情况，你才初中毕业，高中没上，大学更没上，这两个台阶你一定要跨上去！正好咱县今年成立高中部（此前上高中要去洛阳，上师范要去陕县），校方已经研究决定，因为你是班长、共青团员、三好学生，你无需参加考试直接保送你上高中，其他学生必须经过考试录取。高中部只收两个班，比例大概4:1，竞争激烈，我知道考试对你并不意味什么，但保送毕竟是一个荣誉，这可是个难得的机会，千万不要错过，否则后悔也来不及了。你要克服一切困难，高中毕业考上大学，选择你喜爱的职业，这才是你应走的道路。"楚老师的一番话，成了毛老以后艰苦求学的动力，高中毕业考大学时，毛老选择了农医类，结果如愿以偿地被录取到河南平乐正骨学院，就此走上了医学的道路。

（三）学术特长与取得的成就

毛天东参加工作后即一直师从平乐正骨第五代传人高云峰学习，在高云峰老师言传身教、手把手的指导下，深得平乐郭氏正骨医术真谛。他在高云峰院长指导下开展了桡骨远端骨折、前臂双折的手法复位和外固定的治疗研究，后又在第六代平乐正骨传人、著名中医骨伤科专家郭维淮的直接指导下对四肢骨折脱位及伤科三期用药治疗进行了系统的研究，如：手法治疗儿童肱骨外髁翻转骨折，髌骨骨折穿针固定，肱骨外科颈骨折、髋关节脱位、肩关节脱位、骨折迟延愈合等。20 世纪 90 年代初由郭维淮院长提名作为主要人员，毛天东参加了国家重点课题《郭氏正骨经验整理研究》的研究工作，呕心沥血，历时五年，出版了《平乐正骨》一书，编导整理问世了《50 例骨折脱位》科教片一部，对平乐正骨的学术进行了全面的总结继承。

在郭维淮院长的指导下，毛老发皇古义且恪守师说，极变析微而拨云见日，系统总结并响亮提出"平乐正骨学术特征为：两大绝招、三个原则、四套方法"。两大绝招：一是秘方；二是手法。三个原则是：整体辨证、筋骨并重、内外兼治。四套方法是：手法疗伤、器具固定、药物疗法、功能疗法。对其中的正骨手法归纳整理为三原八法十二则。在两代传人的耳提面命下深谙平乐正骨医术"破、活、补"三期用药之精髓，对筋伤杂病、风湿病、颈肩腰腿痛的辨证论治有独到经验，尤其是对骨折延迟愈合与不愈合、老年性膝关节炎、滑膜炎等骨伤科疑难杂症及骨折脱位和关节周围骨折的研究造诣颇深，擅长手法治疗不同类型的骨折和脱位。

毛天东老师从事中医正骨临床、教学、科研工作 50 余年来，开展了大量成绩卓著的工作。从 20 世纪 80 年代开始，受聘到洛阳医专讲授中医正骨，收集资料丰富，讲课条理清晰，培养和造就了一批又一批的中医骨伤科人才。

毛天东老师的主要科研成果有："手法治疗儿童肱骨外髁翻转骨折" 1978 年获全国科学大会重大科研成果奖，"中药治疗创伤骨折延迟愈合和不愈合的临床与实验研究" 1998 年获河南省中医管理局一等奖，参与主编的《平乐正骨》2000 年获河南省科技进步一等奖、2001 年获"康莱特杯"全国中医药优秀学术著作一等奖，先后发表《中药治疗创伤骨折延迟愈合和不愈合 42 例报告》《肱骨外髁骨折的三轴变位与治疗》《陈旧性髋关节脱位 102 例报告》《平乐正骨八法十二则解析》等 20 余篇论文。

（四）学术思想

1. 整体辨证 骨折是由外因造成的，但骨折后会引起机体一系列的内在变化。中医学认为：肢体损伤于外，则气血伤于内，营卫有所不贯，脏腑由之不和。很明确地说明了局部病变和整体的关系。毛老常强调人身是一个整体，为一小天地，牵一发而动全身。在治疗伤科疾患时，要重视全身脏腑气血的整体变化和治疗。局部受伤就不能只从局部着手，而应该局部与整体齐观，在临床上，不能单独重视骨折断端的修复，防止骨折移位的处理，而忽略了骨折后全身功能的变化；只着重骨折的固定而忽略了关节的活动；只想通过外部的机械固定，而忽略或不设法利用身体内部的有利因素。所以既要重视损伤局部的情况，又要注意观察全身的变化，以辨证为主，辨病结合，分清主次、轻重，辨证论治，不可以偏概全。外伤侵及人体，虽然是某一部分受损，但医者必须从患者的整体出发，看待这一损伤。另外，外伤侵及人体，有些是直接受伤，有些是间接受伤，医者必须分清主次、轻重，然后辨证论治。如骨折的早期，影响其修复的有瘀血、骨折端出现的有害活动及受伤肢体和全身因长期制动而致的失用性改变等，医者都要全面地分析，在不同时期有所重点地给予处理，才能修复损伤，早日康复。另外，因骨折愈合在不同时期，机体有不同变化，毛老十分强调在早期用祛瘀接骨方药，中期用活血接骨方药，后期用补肝肾接骨方药，并结合患者情况，进行辨证施治。

2. 筋骨并重 人体筋与骨是相互依赖、相互为用的。《灵枢·经脉》记有："骨为干，脉为营，筋为刚，肉为墙，皮为坚。"骨骼是人体的支架，为筋提供了附着点和支干，筋有了骨的支撑才能收缩，才能产生力，才有运动；而骨正是有了筋的附着和收缩，才能显示其骨架作用，否则只是几根散乱没有功能的骨骼。人体骨居其里，筋附其外，外力侵及人体，轻则伤筋，亦名软伤，重则过筋中骨，又名硬伤。不论其单一受伤，或者两者皆伤，都会出现两者的功能协同障碍。毛老十分强调治伤要筋骨并重，即使单纯的筋伤，从治疗开始也应注意维持和发挥骨的支撑及筋的运动作用。只有这样才能加速创伤的痊愈，收到事半功倍之效。

3. 内外兼治 筋骨损伤，势必连及气血。轻则局部肿痛，重则筋断骨折，甚至波及内脏，或致脏腑失调，或致阴阳离决而丧失生命。医者必须全面观察和掌握病情，进行内外兼治，双管齐下，既治外形之伤，又治内伤之损；既用内服药物，又用外敷药物；既用药物辨证施治，又注意以手法接骨续筋。毛老强调骨折、脱位手法复位，推拿按摩，理筋治伤，以内服药物调理气血，以外敷药物消肿止痛。

（五）骨伤治疗经验

骨伤治疗具体方法毛老总结出正骨手法、固定疗法、药物疗法、功能疗法等四方法。

1. 正骨手法 毛天东老师认为手法正骨是中医治疗骨折的特殊方法，在骨伤科治疗中占有举足轻重的地位，历来为医家所重视。毛老继承平乐正骨学说，对平乐正骨手法以八字手法为依据，从众多群体手法中归纳出以"切摸"二字为纲的诊察手法；以"按摩"二字为纲的治筋手法；以"拔伸"二字为纲的正复手法。具体如下：

（1）以切摸为纲的检查八法：遵郭维淮的触、摸、揣、探为指导。

1）触摸：脉象、感觉、温度。

2）按压：肿胀、软硬、疼痛。

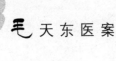

3）对挤：关节、骨盆、胸廓。

4）推顶：查有无骨折及骨折对位后稳定与否。

5）屈仰：查关节活动范围、阻力大小、疼痛性质。

6）旋扭：查四肢骨与关节有无损伤或病变。

7）叩击：查肢体疼痛或麻木的范围以定损伤性质。

8）二辅：方法是双手并列向相反方向用力，查骨与关节的异常活动和长骨骨折复位后的愈合情况。

（2）以按摩为纲的三组治筋手法："按摩"一词最早见于《素问·血气形志篇》，"形数惊恐，经络不通，病生于不仁，治之以按摩醪药"，此后按摩逐渐形成一科，经历代发展衍变而手法种类繁多，故"按摩"可谓治疗软伤的手法之祖。平乐正骨的按摩手法（最后冠名为治筋手法）根据高云峰先师临床操作程序分为三组：

1）揉药法：药物为平乐祖传的展筋丹，作用有活血消肿、通经止痰以及排脓生肌等功效。

揉药部位：一般在肢体阳侧，亦可在穴位、痛点和损伤局部。揉药方法：药瓶多为玛瑙、玉石，开启瓶塞，右拇指指腹紧按瓶口，倒置药瓶上下摆动数次就会黏上药粉，塞紧瓶口，在治疗部位顺时针旋转，范围如一元硬币大小，数十圈后再黏药粉，接连重复数次。

2）理筋法：为轻手法，具有理顺筋肉、疏通气血、活络祛痛等作用。常用手法包括：揉摩法、捏拿法、推按法、弹拨法、滚动法、点穴法、叩拍法、击打法等。常用于筋肉轻伤、慢性劳损、闪腰岔气、关节疼痛等症。

3）活筋法：为重手法，具有舒展筋肉、松解粘连、疏通经络、恢复肢体生理功能等作用。常用的手法有旋转法、屈伸法、收展法、侧屈法、牵抖法、拔伸法、弹按法等。主要用于陈旧性关节脱位、骨折后期关节粘连、肩凝症、寰枢椎半脱位、微动关节错缝等。

（3）骨折脱位八法：以拔伸为纲，归纳出正复骨折脱位八法。

拔伸牵引法、推挤提按法、折顶对位法、嵌入缓解法、回旋拨茬法、摇摆推顶法、倒程逆施法、旋撬复位法，此八法包含十二则，扼要解析于下：

1）拔伸牵引法：含拔伸、牵引二则。"拔伸"最早见于唐·蔺道人著《仙授理伤续断秘方》"……拔伸、僚压、用力收入骨"，距今已千余年；"牵引"最早见于危亦林《世医得效方》用于治疗胸腰段屈曲型压缩性骨折：方法是患者俯卧位，双踝系绳通过支架装置悬吊牵引，使脊柱后凸畸形消失。由此可见拔伸常用于一次性整复，需时短；牵引多用于慢性复位，需时长。

2）推挤提按法：包含四则，即推、挤、提、按。

推：为单向用力；挤：分单向挤和对向挤；提：使下陷复起；按：使高凸复平。根据不同类型的骨折脱位，或单一应用或联合应用。此四则连同拔伸、牵引这六则手法是整复骨折脱位最基本的手法，可以称为母手法，后世各门派的手法绝招可以说多是由此六则衍生而来。平乐正骨亦不例外，其八法的后六法为一法一则，只适用于某些特殊类型的骨折脱位。

3）折顶对位法：适用于横断茬形骨折或成角畸形。

4）回旋拨茬法：适用于斜形且茬面背向骨折。

5）嵌入缓解法：用于皮肉嵌入两折端之间；肌腱、关节囊嵌入脱位或半脱位的关节间隙之间；骨折块夹在邻近关节之间。

6）摇摆推顶法：用于四肢长骨横断骨折；摇摆使骨折端对位；推顶是试验复位与否。这是平乐正骨五代传人高云峰常用的手法。

7）倒程逆施法：适用于关节脱位。

8）旋撬复位法：适用于关节脱位。

以上三套手法临床应用虽各有侧重，但也经常相互配合。因为病有定式法无定规，就骨伤科而言，同一类型损伤治疗方法并非一种，灵活运用才是成功的关键。《医宗金鉴·正骨心法要旨》手法总论说得好："必素知其体相，识其部位，机触于外，巧生于内，手随心移，法从手出……"可谓精辟的论述，值得骨伤科医生仔细寻味。

2. 固定疗法 骨折整复后，固定是一重要方法。固定方法方面，毛老主张"效、便、短"。认为外伤侵及人体，伤其筋骨气血，造成肿胀疼痛、功能障碍。此时，机体本能地处于保护状态和修复状态。医者的责任，就是造就有利于骨折修复的环境，其总的要求为："发挥有利的各种活动，以保持气血旺盛，功能增强；对不利的活动，给予必要的限制，故需要制动。"两者相辅相成，否则必然影响创伤的修复。毛老继承平乐正骨的学术思想，认为骨折的固定应遵循"效、便、短"的原则。效即固定必须有效，即能够限制各种不利于创伤修复的活动，保留、保护各种有利于创伤修复的活动。便即固定物要"轻便"，在保证有效固定的前提下，固定物应尽可能地轻巧，固定方法尽可能地简便，能三两块夹板解决问题的，绝不用四块夹板。短即固定时间要尽可能地短，因为再轻便的固定，都限制了机体的一部分活动，可造成气血停滞，使机体某些功能失用；同时固定物应尽量短小，能固定一个关节的绝不固定两个关节。毛老继承平乐正骨的传统固定方法并有创新，自 1974 年，毛老等人应用克氏针治疗各种髌骨骨折，仅需 2~3 枚克氏针，几块酒精纱布和无菌敷料，一块后托板，两卷绷带，具有方法简单，造价低廉，操作方便，器具轻巧，下床早，便于活动，适用范围广等优点。具体操作方法：常规皮肤消毒，铺无菌巾，局部浸润麻醉，充分抽出关节内积血。若横断型髌骨骨折，用两根直径 2.5cm 的克氏针横穿于两骨折块上，一般进针点偏于髌骨的前 1/3；下极粉碎骨折，一根克氏针横穿于远端骨块上，另一根克氏针紧靠髌骨上缘横穿于股四头肌肌腱上。一般要穿于髌骨或韧带的前 1/3；严重粉碎性骨折，要把两根克氏针横穿于髌骨上下缘的韧带上。根据不同情况穿针后，即以两手分别持两根克氏针露于皮外的四个针尾，向前提起，向后推按，反复多次使其复位，并达骨茬对合严实。透视复位好后，用酒精纱条在髌骨两侧加压固定。穿针法治疗髌骨骨折，克服了传统治疗髌骨骨折器具"抱膝圈"固定不牢的缺点。

3. 功能疗法　毛老认为功能疗法是创伤治疗的重要组成部

分。所谓功能疗法是通过一定的手法和功能锻炼，达到治愈疾病，使患肢完全恢复其正常生理功能的治疗方法。其中包括功能锻炼法和按摩理筋法两大类。功能锻炼法是患者在医者指导下，根据疾病的不同阶段和需要进行练功、体操等，以达到治疗目的。按摩理筋法是医者根据不同疾病特点，选用相应手法，以达到治疗目的的方法。毛老认为功能疗法具有活血化瘀，消肿止痛，加速骨折愈合，舒筋利节，促进关节功能活动的恢复，防止筋肉萎缩，防止骨质脱钙和骨质疏松的作用。功能疗法必须遵循科学、有序、渐进的原则，发挥患者的主观能动性，使患者功能早日康复。毛老在临床中，按摩理筋善用平乐正骨揉药法和活筋法，揉药法除痛点揉药外，毛老注重穴位揉药及指针点穴，根据患者不同部位选用不同的穴位进行先指针点穴，再穴位揉药，揉药用平乐正骨展筋丹。颈部选用列缺穴和大椎穴；腰部选用腰阳关穴、委中穴和肾俞穴；肩部选用肩髃穴；髋部选用风市穴、伏兔穴和环跳穴；膝部选用血海和阳陵泉；踝部选用太溪穴、昆仑穴、飞扬穴和大钟穴。活筋法是治伤手法中非常重要的一种手法，应用范围较广。毛老在临床中，不但把活筋法应用于骨折愈合后及脱位复位后的后遗症如关节强直、肌肉萎缩，而且也应用于其他原因引起的肌肉萎软和关节功能障碍，如小儿麻痹症、肩凝、风湿、劳损等。

4. 药物疗法 毛老认为中医药在治疗骨伤科疾病中占中重要地位，他常说"肿不消，骨不长，瘀不去，新不生……"中药可以加速骨折愈合，改善临床症状。毛老在长期临床工作中常用的处方有平乐正骨祖传经验方、经方、备急千金方以及根据数十年临床经验自创研制具有独特疗效的经验方。临床上除注重"破、和、补"三期辨证用药治疗骨伤科疾病外，内治法特别强调对肝肾脾三脏的调理。中医认为脾主肉，肝主筋，肾主骨，骨折筋伤虽在局部，而血瘀气滞会影响全身并牵动肝肾；脾主肌肉，脾为气血生化之源，全身肌肉都要依靠脾胃所运化的水谷精微来营养，促进肌肉生长壮健，骨伤患者多迁延日久，疗效不佳，思想压力大，难免思虑过度，饮食不振而致脾胃虚弱。故毛老指出，损伤后在调理气血的同时，还要注意补养脾胃，以促进肌肉功能的恢复。《素问·痿论》说"肝主身之筋膜"，说明筋膜有赖于肝血的滋养，全身筋肉的运动与肝有密切关系，运动属于筋，而筋又属于肝，肝血充盈，才能使机体的筋得到充分的濡养。若肝血不足，血不养筋，则出现手足拘挛、肢体麻木、屈伸不利等。在伤筋时，毛老多采用入肝经的药物，使肝血足，筋脉得以濡养，达到养肝壮筋的目的。《素问·宣明五气篇》说："肾主骨。"《素问·五脏生成篇》说："肾之合骨也。"毛老认为骨伤必内动于肾，因肾主骨生精髓，而骨折后如肾生养精髓不足，则无以养骨。故毛老临床中强调补肾续骨法，多用肾经药物，即使无肝肾亏虚的患者，为了促进其筋骨愈合，也有补益肝肾之要。据此理，毛老选择壮肾补骨佐以益气健脾中药内服，达到调理全身治疗局部的目的，并取得满意疗效。后经临床与实验研究开发出特制接骨丸（曾用名骨愈宝），于1998年获省中医药管理局科研一等奖。该药目前仍在临床应用。

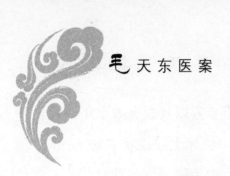

第二章 正骨技术

案例一 肱骨外科颈骨折

王某，女，59 岁。

初诊：患者自诉 2014 年 2 月 5 日因路滑不慎摔倒，肩关节外展位摔倒，致肩关节疼痛伴活动受限，遂到就近医院就诊，诊断为肱骨外科颈骨折，建议手术治疗。后到多家医院求诊，均建议手术治疗，但患者拒绝，经寻访，次日来我院就诊。体查：肩关节局部压痛明显，左肩关节活动受限。X 线片［图 2-1（1）］示骨折处对线对位良好，伴肩关节半脱位。毛老不建议手术治疗，予三角巾外固定。

处方：三七接骨丸。

二诊：2014 年 6 月 17 日复查。体查：左肩局部压痛明显好转，左肩关节活动度明显增加。复查 X 线片［图 2-1（2）］示：骨折线模糊，对位对线可。嘱适当行左肩关节功能锻炼，继续口服药物治疗，并局部热敷。治疗：特制接骨丸合并中药内服汤剂煎水取汁，分两次温服，日 1 剂，共 5 剂。

三诊：今复查左肩关节 X 线片［图 2-1（3）］示：骨折线

模糊，对位对线良好，恢复可。嘱继续左肩关节功能锻炼，特制接骨丸口服并局部热敷。

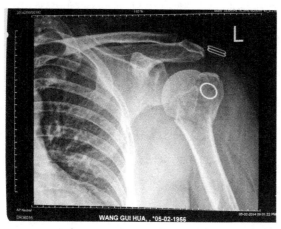

（1）初诊

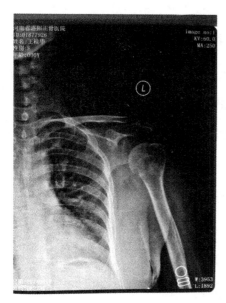

（2）二诊

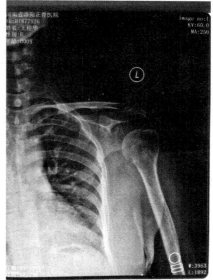

（3）三诊

图 2-1　肱骨外科颈骨折正侧位 X 线片

【按语】

患者肩关节半脱位，是由于韧带损伤致松弛，一般不需手术治疗，以三角巾悬吊，待韧带修复后，可自行恢复，否则手术治疗效果不如保守治疗，如果肩关节完全脱位伴肱骨外科颈完全骨折可考虑手术。肩关节活动受限，多为肩关节制动、损伤，韧带松弛、三角肌力减弱以及关节周围粘连所致。主要行上肢悬吊，适当肩关节功能锻炼治疗。

案例二 肱骨髁上骨折

1. 李某某，女，4 岁。

初诊：2003 年 8 月 2 日，因摔伤左肘部，肿痛、活动受限 2 小时余入院。查体：左肘部肿胀，疼痛，活动受限，呈靴状畸形，髁上处有环状压痛、骨异常活动及骨擦音明显。左桡动脉搏动可触及，手指感觉、血循及活动可。X 线片示：左肱骨髁上骨折，远折端向内侧移位各 1/3，向后全错，与近折端重叠 1cm，折端向前突起成角。诊断：左肱骨髁上骨折。

治疗：①采用牵拉推挤提按法复位。患儿仰卧位，一助手固定患者上臂，另一助手握患肢前臂中下段向远端牵引；术者站于患侧，在前臂旋后位对抗牵引，持续 3～5 分钟，先矫正尺偏移位。术者一手推远折端向外，一手推近折端向外内，经持续牵引，重叠移位矫正后，以虎口部扣住折端，维持折端不再侧方移位的情况下，双手拇指向叠，横置于近折端前方，其余四指于肘后提远折端向前，同时令牵臂的助手在牵拉的情况下，徐徐屈曲肘关节至90°位，使前后移位复位。②固定方法：整复后术者维持复位，用外翻弹力垫夹板（一套4块）固定。该套夹板，前、后、内3块板皆为直板，上下等宽，外侧板下2/5塑成30°的弧形，弹簧垫在内侧夹板与肱骨内髁相应的部位，按内、外、后、前的顺序放置夹板，之后用绷带捆扎，三角巾悬吊患肢于胸前。固定后5天、14天各照片复查1次，根据情况，及时调整。30天复查，肱骨髁上骨折折端对位对线可，骨折线模糊，予拆除夹板，指导患者行肘关节屈伸功能锻炼。一个半月复查，肘关节功能活动恢复正常。早期应用活血接骨膏，促进瘀血吸收及骨痂生长，后期给予中药熏洗促进功能恢复。

2. 任某某，男，3岁。

初诊：2005年10月19日就诊。其母代诉：摔伤致左肘部肿痛、活动受限2天。曾在当地医院拍X线片后诊断为：左肱骨髁上骨折。行手法整复，因疗效欠佳，求治于我院。检查：神志清楚，精神不振，左肘部肿胀、疼痛，活动受限，髁上处有环状压痛，可触及骨异常及骨擦音，桡动脉搏动尚可。X线片示：左肱骨髁上骨折；远折端向内移位1/2，向后移位1/3，骨折断端向前侧成角约20°，远折端向尺侧倾斜。诊断：左肱骨髁上骨折。

治疗：局部麻醉，在C臂电视X线机透视下，患儿平卧于整复床上，采用牵引拔伸、旋转、屈肘等手法复位骨折，位置满意后，保持骨折复位效果，将肘部消毒、铺巾，分别于肱骨内外侧髁部经皮斜行（成角30°~40°）向上穿入两根2.0克氏针，经骨折端至对侧骨皮质穿出0.2~0.3cm，屈伸肘关节，见骨折端稳定及肘关节屈伸不受限后，将针尾剪短折弯，留置于皮肤外，石膏托外固定肘关节屈曲90°位。20天后拍X线片见骨折线模糊，去除石膏托，功能练习肘关节。术后5周拔除克氏针。1年后复查，肘关节功能活动正常，无肘内翻发生。

【按语】

肱骨髁上骨折以儿童最多见，占小儿肘部骨折的60%~70%，多见于10岁以下。临床上肱骨髁上骨折治疗方法很多，如手法复位小夹板外固定、经皮克氏针内固定、切开复位克氏针内固定、尺骨鹰嘴骨牵引等，对于大多数肱骨髁上骨折采用手法复位小夹板外固定治疗，方法简单，疗效可靠，应作为首选方法。

毛老提出：治疗中应注意：①在整复时一般应先矫正侧方移位，再整复前后移位。②手法要熟练，用力要有分寸，恰到好处。对横断骨折，因用力不当，伸展型可整复成屈曲型，同样屈曲型可整复成伸展型，反复推挤，整复次数越多，折端越不稳定，并可引起新的损伤。③固定时间不能太长和过短，在保证骨折临床愈合的情况下，尽量争取早日解除固定，进行功能锻炼。④固定期间和解除固定后，尽量避免外展上臂和内收前臂，避免导致内翻的活动和姿势，从而避免经常造成肘外侧的张力和肘内侧的压缩力，以减少肘内翻后遗症的形成因素。⑤采用夹板外固定的过程中，骨折断端容易移位，因此，应及时行 X 线片复查和调整夹板的松紧度，防止发生重新移位。

尺偏型肱骨髁上骨折容易后遗肘内翻畸形。肘内翻畸形多由尺偏、尺倾移位或尺侧骨皮质遭受挤压而产生塌陷，或嵌插或内旋移位未获矫正所致。另外，尺偏型肱骨髁上骨折外侧骨膜破损，内侧骨膜未完全破裂，形成一铰链，致外侧骨质生长快，而内侧骨质生长相对慢，加之前臂重力作用，使内侧受力较大，故多种原因致肘内翻发生。因此，手法复位的重点在于矫正尺偏移位、尺侧倾斜，甚至可矫枉过正。在固定期间，外翻弹力垫夹板的内侧弹簧垫作用于远折端内侧，使远折端维持一个持续外翻力以对抗前臂重力等，防止远折端向尺侧斜倾，从而防止肘内翻的发生。

肱骨髁上骨折为儿童常见骨折，处理不当容易引起 Volkmann 缺血性肌挛缩或肘内翻畸形。一般以手法复位、夹板固定及手术切开钢板固定为主，但二者均有一些不利因素：手法复位、夹板外固定不牢固，发生变位的可能性大且固定时间长，不利于早期功能练习。固定早期易发生张力性水疱及骨筋膜室综合征，后期易发生关节僵硬及强直、损伤、畸形愈合等，给儿童造成极大心理障碍；手术切开复位内固定使软组织损伤重及损伤血管、神经等。手术瘢痕形成易造成肘关节功能不全、肘关节炎等。采用电视 X 线机下手法复位，经皮穿针内固定、石膏托外固定能保持骨折端良好位置；克氏针内固定加用石膏托外固定，使固定更牢固，骨折端易愈合；克氏针经皮固定，损伤小，操作简单，不需特殊器械；术后不易发生感染；术后可尽早去除石膏托固定进行肘关节功能练习，克氏针尾在皮外，拔除克氏针简单。

手术操作时注意：①克氏针要穿透对侧骨皮质，以保证有牢固的固定，要使穿针满意，针的角度向近端与肱骨的纵轴呈约40°，钻针时针身不要留过长。②要纠正肘内翻，因肘关节本身的外展携带角5°～7°，所以（桡偏型）骨折即使不能完全复位，也不会产生严重的肘外翻，而尺偏型就是达到解剖复位也可因内侧骨皮质的压挤缺损而内侧倾斜，必要时两克氏针针尾体外加压。③内侧穿针选择入针位置特别要注意，严格避免造成尺神经损伤。

案例三　肱骨内上髁Ⅲ、Ⅳ度骨折

李某某，男，36 岁。

初诊：以"车祸致右肘关节疼痛、肿胀、活动受限 3 小时"为主诉来诊。患者自诉于 3 小时前在路上行走时被摩托车从后面撞伤摔倒，致伤右肘关节疼痛、肿胀、活动受限。否认当时有昏迷呕吐及其他病史，立即被家人送来我院就诊。查体见：右肘关节疼痛、肿胀、畸形，活动受限，局部压痛明显，可触及骨异常活动，未闻及明显骨擦音，纵轴叩击痛阳性。右腕关节及右肩关节活动正常，右上肢末梢及血循可，感觉正常。拍 X 线片示右肱骨内上髁骨折，折端分离，折块向下翻转移位，嵌夹于肱尺关节缝内。诊断为右肱骨内上髁骨折（Ⅲ度）。

治疗：患者行臂丛麻醉，用牵拉伸展嵌入缓解复位法进行复位，即：嘱患者仰卧，一助手固定上臂。术者站于患侧，一手握患肘，一手握患者手指，使肘关节伸展，前臂极度外旋。先慢慢向远侧牵拉，在患者无思想准备的情况下拉手指，并使指间关节、腕关节、肘关节猛然强力过伸。同时握肘部的手用力上托并向内推肘关节，迫使肘关节内侧间隙张开，前臂屈肌紧张将内上髁的骨折片拉出关节缝，缓解嵌夹，变为Ⅱ度骨折，局部推按即可复位。拍 X 线片示复位良好后，屈肘，前臂中立位石膏固定，遵医嘱适当功能锻炼，及时复诊。

【按语】

肱骨内上髁是前臂屈肌群和旋前圆肌的附着点，其后方有尺神经沟，内有尺神经通过。由于解剖原因，骨折多发生在肱骨内上髁二期骨化开始形成到骨骺闭合这一时间的少年。毛老指出：肱骨内上髁Ⅰ度、Ⅱ度骨折，不需手法进行整复，应内服大剂量活血消肿中药，以促使肿消痛减。Ⅲ度骨折，最易被漏诊，且是手法整复难度最大的一种类型，倘若失治，即可造成后遗症。进行手法复位若不能将骨折片缓解出关节缝者，在臂丛麻醉、X 线透视下可行撬拨嵌入缓解复位法，此法操作时需避开尺神经，勿进针过深，以免刺伤神经和血管。Ⅳ度骨折整复，一定不能按一般整复肘关节脱位的方法进行整复，在矫正侧方移位时，不但不能牵拉患肢，而且最好将肘关节内翻，使肘关节内侧间隙变窄，以便将骨折片推挤到肘内侧，否则易使骨折片嵌夹入关节缝，形成了Ⅲ度骨折，给复位带来不必要的麻烦。但对于手法复位失败及有尺神经损伤者，可考虑切开复位、尺神经前移手术。

案例四　肱骨外髁骨折

患儿王某，男，7岁。

初诊：2006年3月15日以"从2米高处坠落致右肘部肿痛、活动受限2小时"为主诉入院。查体：右肘关节肿胀、活动受限，压痛以外髁部最为明显，可触及骨异常活动及骨擦感［图2-2（1）］。右桡动脉可触及，手指感觉、血循、活动正常。X线片［图2-2（2）］示：右肱骨外髁骨折。正位片示：远折端向外侧翻转移位；侧位片示：远折端向后移位。诊断：右肱骨外髁骨折（后外侧型）。

治疗：采用回旋拨茬法整复肱骨外髁翻转骨折。对患者行全身麻醉，患儿取仰卧位。助手站在患者后方，两手环抱固定患肢上臂。术者站于患侧，一手持前臂腕关节上方，使肘关节屈曲40°左右，并使前臂外旋，使桡侧伸肌松弛。另一手拇指，轻轻研揉骨折局部，推散瘀血，摸清骨折块，摸认骨折片的滑车端［尖锐的部分是滑车部，凹凸不平的部分是骨折的断面，两侧棱角的部分是骨块的前后缘，圆滑的部分是外上髁（复位后才能触及）］，辨清移位方向和翻转程度。然后以拇指推挤骨折块前内侧缘，使向后滑移，并使之绕过肱骨外髁嵴接近原关节囊的破裂口处，此时在纵轴和矢状轴上的旋转即已矫正（骨折块向后推移的过程中，由于拇指的压力，自身即绕伸肌止点旋转）。若此时骨折块棱起，说明骨折块向前、向外、向下的旋转移位畸形已基本得到矫正，再用拇食二指捏持骨折块使沿横轴翻转，同时向前向下推挤，在横轴上的变位即行矫正，并同时伸肘内旋前臂旋即可复位。若骨折块吻合欠佳，在拇指稳定骨折块的同时，使肘关节做小幅度的伸屈活动，残留移位可得到矫正。后外侧型推挤方向与前外侧型相反。助手站在患者后方，两手环抱固定患肢上臂。术者站于患侧，一手持前臂，肘关节微屈，一手推挤骨折块翻转后的下缘，食指压骨折块的上缘，使折块先沿原路翻转至正常，同时向前推挤使复位。复位后拍 X 线片复查，折端位线满意［图2－2（3）］。

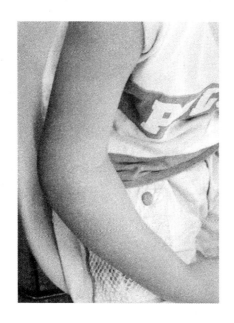

（1）复位前

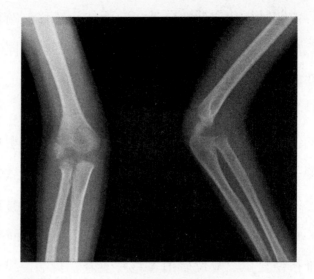

（2）复位前 X 线片

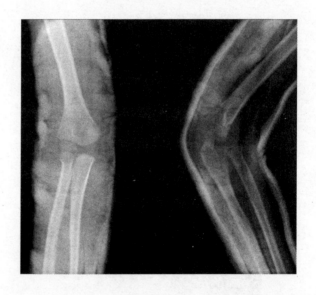

（3）复位后

图 2-2　肱骨外髁骨折不同时间段的 X 线片

【按语】

肱骨外髁骨折多发生于 4～10 岁的儿童，属于关节内骨折，骨折块包括骨骺板和肱骨小头的二级骨化中心、滑车的软骨部分、外上髁、外侧干骺端的一部分及附着于其上的桡侧副韧带和伸肌总腱，按 Salter－Harris 骨骺损伤分型属第Ⅳ型。骨折治疗要求尽量达到解剖复位，如复位不理想，常发生骨折不愈合、肘外翻畸形及其继发性尺神经炎、肘关节不稳等并发症，造成肘关节功能障碍。

毛老特意指出需注意以下几点：①骨骺软骨不显影，骨折后仅可见到肱骨小头的骨化中心及部分干骺端的骨质阴影，但实质上骨折块较 X 线片所显示的体积要大，有时几乎相当于肱骨下端的一半。复位时需注意。②理解骨折发生的"三轴变位"机制，辨清肱骨外髁骨折的类型，对于寻求与之适合的复位方法具有重要的指导意义。肱骨外髁骨折多为间接暴力所致。跌倒时，在致伤暴力的共同作用下，骨折块在纵轴、矢状轴及横轴上旋转，产生典型的翻转移位。肱骨髁上骨折，骨折程度不同复位方法各异：Ⅰ度骨折无须整复，局部外贴接骨止痛膏药，屈肘，腕颈带悬吊 2 周即可；Ⅱ度骨折为稳定性骨折，采用推挤复位法复位，将肘关节固定于伸直位，甚或过伸位 2～4 周。Ⅲ度骨折则采用回旋拨茬法或钢针撬拨复位。毛天东老师指出：回旋拨茬法手法的核心在于调整伸肌总腱的张力，把不利因素变成有利因素，顺其自然，使骨折块绕旋转轴原路返回。复位后，触摸肘外侧关节边缘圆钝，表明肱骨外髁上缘与肱骨远端外侧骨嵴连续性恢复；轻轻屈伸肘关节，骨擦音消失，骨块稳定证明复位成功。外侧型和前外侧型整复后，伸肘位或过伸位固定 2～3 周，这种体位可使肱骨下端保持自发向前的趋势，有利于骨折块的稳定。同样的道理，后外侧型应固定于屈肘位 30°～70°。固定开始即鼓励患者作腕及手部关节的伸屈锻炼活动，解除固定后，按肘关节功能疗法进行处理。

关于整复的一些细节问题：在手法整复时，肘关节半屈曲、前臂外旋位，先进行局部按摩，目的是将伸肌的牵拉力减少到最低程度，以放松前臂伸肌总腱及旋后肌对骨折块的牵拉。外侧型及前外侧型复位时一定要将骨折块先向后推挤，使之超越外髁嵴，然后才能复位。将骨折片向后推移，在于矫正其绕纵轴由后向前的旋转变位；而后外型则需将骨折片由后向前推移，矫正其绕纵轴由前向后的旋转变位。

现代医学对肱骨外髁翻转骨折主张切开复位，但切开复位不可避免地增加了骨折局部的血运破坏，可能增加肱骨小头骨骺早闭、肱骨小头骨骺缺血性坏死、肱骨外上髁骨骺提前骨化及肱骨外髁增大，桡骨头增大呈"蘑菇状"，桡骨干骺端增粗等并发症的发生率。毛老认为，鉴于儿童骨骺的生长特点，应首选手法复位，若骨折程度较重、折端有软组织嵌夹等情况时再行切开复位。

案例五　桡骨颈骨折

智某某，男，12 岁。

初诊：患者自诉自 2 米多高处跌下致伤右肘部 2 天，于 2004 年 5 月 16 日来诊。检查：右肘部肿胀较甚，肘外侧压痛明显，肘关节伸屈功能受限，前臂旋转活动亦受限。X 线片示：右桡骨颈外侧型骨折，桡骨头向桡侧全错，并向下移位约 0.5cm，桡骨头关节面向外侧倾斜 90°，并指向桡侧。

治疗：在右臂丛神经阻滞麻醉和电视 X 线机透视下，于桡骨头外侧经皮将 1 枚直径为 3mm 的克氏针垂直刺入骨折块下缘约 1cm 处，针尖达桡骨干时，再顺桡骨干向上斜行进针，术者左手向上端提并作为支点，另一手向下压，使克氏针缓缓向上抬将桡骨头逐渐撬起，直到针尖达骨折远折端，再以远折端作为支点，利用杠杆作用，将桡骨头全部撬起。令助手双手拇指按压住桡骨头，余四指环持肘关节内侧采取较快推挤手法，纠正侧方移位。复位后屈肘 90° 位，取 1 枚直径为 1.5mm 的克氏针经桡骨颈骨折端外侧，沿与桡骨纵轴方向呈约 45° 角，向内下方穿出对侧皮质，针尾折弯留于皮外，无菌纱布敷盖，屈肘 90° 前臂中立位石膏托外固定。4 周后拔除克氏针，解除外固定，进行功能锻炼。1 年后复查，右肘关节功能正常，桡骨头及颈发育正常。

【按语】

儿童桡骨颈骨折，又名桡骨小头歪戴帽骨折，患者年龄多在

15 岁以下，此年龄段患者骨骺尚未闭合，因此，该病常表现为桡骨头骨骺分离，多属于 Salter – Harris 分型的 Ⅱ 型和 Ⅰ 型。其损伤机制多为间接暴力所致，当患儿摔倒时，肘关节伸直，前臂旋前，手掌着地，身体重量和地面反作用力分别沿肱骨及桡骨传至肘关节外侧，肱骨小头与桡骨小头相互撞击，桡骨头颈部不能承受巨大力量而发生骨折。桡骨小头向外移位，使肱桡关节和上尺桡关节功能紊乱，并因桡骨头颈外侧缘承受冲力较大，常发生不同程度的嵌插，呈歪戴帽征象。当外力继续增大时，肘外侧失去了原来的支撑作用，肘关节过度外翻及后伸，造成肱骨内上髁撕脱骨折及尺骨鹰嘴骨折，甚至肘关节脱位。

毛老提出：儿童桡骨颈骨折，通常合并桡骨头骨骺分离，应据骨折程度而选择适宜的治疗方法，降低患儿桡骨头后期发育不良的风险，保证肘关节后期的旋转功能。对于关节面倾斜在 15°以内的骨折，无须手法复位，屈肘 90°前臂中立位悬吊即可；对于明显出现歪戴帽的骨折，此种骨折手法复位不易成功，建议透视下行钢针撬拨复位。在此期间需注意：撬起推移仍不能很好复位，术者可同时用拇指协助推挤复位。若退针后桡骨头又歪斜者，则需将撬拨针钉入远折端桡骨粗隆处，保留 2~3 周；手法复位失败者，宜尽早手术，但手术操作与固定应尽量简单，避免发生桡骨头缺血坏死和上尺桡连接。毛老提出，桡骨颈骨折在临床中较为常见，且易影响儿童肘关节发育，需在临床中及时正确施治。

案例六　儿童孟氏骨折

1. 余某某，男，6 岁。

初诊：摔伤致右肘部肿痛、活动受限 3 小时余，于 2006 年 9 月 7 日由急诊收入院。检查：神志清晰，精神不振，表情痛苦。右肘部肿胀、疼痛，尺骨近端压痛明显，可触及骨异常活动，肘前外侧可触及桡骨头高突，压痛（＋），肘关节活动受限，桡动脉搏动可，手掌背侧均感麻木以虎口区最重，大拇指背伸活动受限，屈曲活动可，余指活动正常，手指末梢血循好。X 线片示：右尺骨上段骨折，骨折端向外成角 40°、向前成角 20°，远折端向外侧错位一皮质；右桡骨头向前外侧全脱位。诊断：右孟氏骨折并桡神经损伤。

治疗：入院后即手法复位。患儿取仰卧位，肩外展 40°～50°，一助手固定上臂中段，另一助手牵拉腕关节上方，用力向远端牵拉，术者两拇指根据桡骨小头脱出方向，向内向后用力推挤按压脱出的桡骨头使之还纳，同时令拉前臂的助手在牵拉的情况下屈肘，并使前臂呈中立位，然后术者将尺骨远折端向背侧和尺侧提拉或推挤使骨折复位。将肘关节屈曲小于 90°，用石膏托塑形固定。整复后复查，X 线检查复位成功。2 周后复查，X 线片见患肘关节对应关节好，折端对位对线好。4 周复查，右手麻木感消失，拇指背伸功能恢复正常，骨折线已模糊，去除石膏托进行被动与主动的肘关节伸屈、前臂旋转功能锻炼。2 个月后复查，肘关节屈曲活动，前臂旋转活动基本基本恢复。1年后复查肘关节外形正常，肘关节伸屈及前臂旋转活动度正常，活动时无疼痛，复查X线片示尺骨近端已骨性愈合，肱桡关系正常。

2. 朱某某，男，10岁。

初诊：2006年6月26日入院。摔伤右肘部肿痛、活动受限1天。检查：神志清楚，精神不振，心肺胸腹无明显异常。右肘部畸形、肿胀、疼痛，屈伸活动受限，右前臂旋转活动受限。肘前外侧有异常高突，局部压痛，未触及骨异常活动及骨擦音。右桡动脉搏动可，手指感觉、血循及活动正常。X线片示：右孟氏骨折，正位片尺骨近端骨折，骨折断端向桡侧突起成角，桡骨小头向外侧脱位；侧位片尺骨骨折端向前侧突起成角，肱桡关节脱位，桡骨小头向前侧脱位。诊断：右孟氏骨折。

治疗：住院后完善入院检查，行手法复位，经皮穿针。患者仰卧，两助手分别握持患肢上臂及腕部，轻轻用力顺势牵引，约1~2分钟，术者根据桡骨小头移位方向，在牵引下向相反方向用力推挤，使之还纳，常可扪及或感到桡骨小头复位的入臼声，复位后采用尺骨髓内克氏针固定。患者屈肘90°，上臂外展90°，肩关节外旋、前臂桡侧平行于整复床面，以克氏针由尺骨鹰嘴顶端沿尺骨近折端轴线进入，达折端后，以外露之克氏针作为杠杆撬动折端，纠正成角畸形，而后使克氏针进入远折端髓腔，敷料包扎针尾。肘关节功能位前后侧石膏托固定。整复后即可开始握拳锻炼，6周骨折愈合后去除石膏，逐渐屈、伸肘关节及旋转前臂进行功能锻炼。1年后复查肘关节及前臂功能完全恢复，无不适，

X线片显示尺骨骨折部成角完全矫正，桡骨纵轴延长线向上通过肱骨小头中心。

【按语】

毛老指出，儿童的孟氏骨折在临床少见，易发生漏诊和误诊，如治疗不当或延误诊断可发生严重并发症及后遗畸形。有些孩子受伤后被认为是肘部软组织损伤，易被家长忽略，未及时就诊，直至发生功能障碍才就诊。另外，有些医师对该类骨折认识不足，只注意到尺骨或尺桡骨骨折而忽略了桡骨头脱位，只单纯处理尺桡骨骨折，而未复查X线片，或未嘱患者定期复查，以致骨折畸形愈合或桡骨头处于脱位状态，失去最佳治疗时机。为避免漏诊的发生，毛老建议对腕部或前臂损伤的儿童应详细检查前臂及腕、肘关节的情况，同时应结合准确的X线片，必要时与健侧对照，加拍旋前应力位X线片，以发现上尺桡关节的隐性损伤。孟氏骨折并桡神经深支损伤并不少见，绝大多数是因为桡骨小头脱位的挤压或牵拉桡神经深支所致，故随桡骨小头复位，解除挤压或牵引，桡神经功能也随之恢复。

毛老提出：孟氏骨折应以闭合手法复位外固定为首选。原则上先整复脱位，后整复骨折，采用牵拉推挤提按法复位，尺骨骨折复位后的稳定性及畸形的纠正程度，对治疗效果的优良与否起重要作用。临床中尺骨向前或向后的成角畸形易于纠正，但合并的桡侧成角不易纠正。对于桡侧成角明显的患者，建议采用闭合尺骨髓内克氏针固定。不过应注意复位固定后出现桡骨小头再脱位，或遗留尺骨向桡侧或背侧成角畸形，影响前臂功能的情况，应及时复查，及时纠正。

案例七　儿童尺桡骨骨折

邓某某，男，11 岁。

初诊：2011 年 6 月 7 日，患者于两天前摔伤致右前臂肿痛畸形，活动受限半天余，曾在当地医院就诊，X 线片［图 2 - 3（1）］显示：右侧尺、桡骨远端骨折。于当地复位后夹板固定［图 2 - 3（2）］，但患儿诉局部疼痛及肿胀难忍，今来我院就诊，要求进一步检查并治疗。查体：一般情况可，右侧腕部肿胀明显，畸形，可触及骨擦音，活动受限，摄 X 线片［图 2 - 3（3）］。

治疗：患儿平卧，肩外展 50°～70°角，屈肘 90°～110°，前臂中立位；一助手固定前臂上部，一助手握患儿手逐渐用力持续牵拉，2～3 分钟，术者站于患侧，双手拇指与其余四指相对分别置于尺桡骨断端骨间隙，然后两手拇指推按骨折远端背侧，其余四指托提掌侧下陷近端，使骨折成角加大。重叠移位越明显，所成角度越大。当手下感到两骨折断端皮质相对顶时，骤然回向反折，同时拇指下按，四指向上托提。复位后两手稳住骨折断端，令牵前臂的助手轻巧地将前臂用力牵直，同时沿纵轴推顶使骨折远端向骨折近端触顶，使远近两折端相嵌插，以达复位牢固的目的。术后夹板固定，其中在断端背侧放置分骨垫，尺侧夹板超腕关节固定，透视骨折对位对线好。固定牢固后用托板将前臂置于中立位，屈肘90°，悬吊胸前。经拍X线片［图2-3（4）］复查，骨折端对位对线良好。初期中药内服，以活血化瘀、凉血消肿止痛为主，中后期不服药。早期握拳伸指，4周后临床愈合，拆除外固定，进行屈腕屈肘活动。经治30天，拍X线片［图2-3（5）］复查，骨折对位对线好，骨痂生长较多，但仍能看到骨折线，嘱其继续悬吊前臂，适当功能锻炼。50天后于当地复查，拍X线片示骨折已达临床愈合标准，拆除外固定检查，前臂外观无畸形，骨折处无压痛，纵向无冲击痛，前臂活动正常，已达临床愈合。3个月后随访复查，前臂功能恢复良好，局部无肿痛，X线拍X线片复查，骨折对位对线好，骨折线已消失，骨小梁通过骨折线，已达骨性愈合，无后遗症。

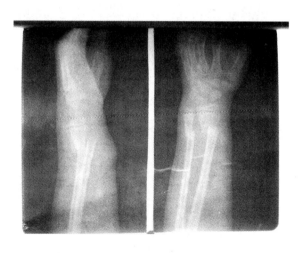

（1）复位前

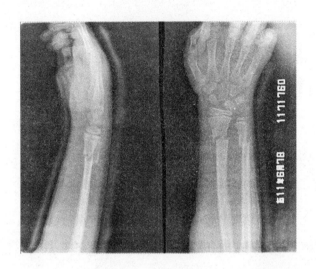

（2） 当地医院复位后

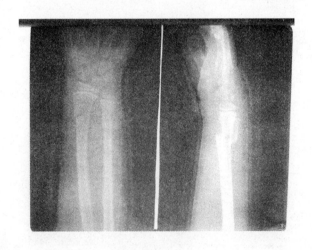

（3） 当地医院复位后复查

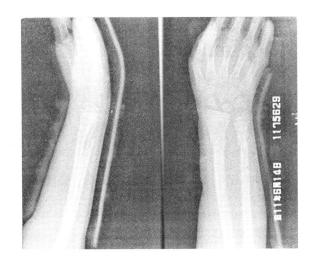

（4）毛老复位后

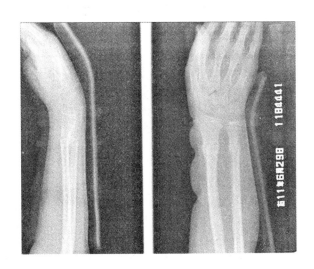

（5）毛老复位后复查

图2-3 儿童尺桡骨骨折不同时间段的X线片

【按语】

儿童尺桡骨骨折主要为外力撞击或奔跑摔倒时前臂处于外展旋前位，手掌触地所致。其骨折线几乎在同一平面上，这与儿童腕骨发育尚不完全，外力作用于尺桡骨下端有关。毛老提出：儿童尺桡骨双骨折一般离骨骺端较近，易波及远端骨骺，影响患儿患肢的后期发育，故正确的复位与固定具有重要的临床意义。但是，尺桡骨远端骨折因其骨折处的缩短，重叠移位严重而复位困难，而手术会加重患者的负担和痛苦，对此，采用"牵拉提按推挤复位"等整复手法，有效地矫正了移位。又以小夹板加垫固定，尺侧夹板超腕关节以及加用分骨垫，克服了因手部重力下垂而致使尺骨骨折端向桡侧成角的杠杆作用，符合生物力学原理，因而效果好，无后遗症。不过，毛老特别强调，此类骨折易移位，要嘱患者及时复诊，因儿童皮肤娇嫩，注意对分骨垫处局部皮肤的观察，如有压伤，及时处理。

案例八　儿童股骨颈骨折

马某，男，10岁。

初诊：2001年4月5日以"高处坠落致左髋部、胸腹部及头部疼痛、活动受限4天余"为主诉来诊。患者于4天前不慎从8米高的楼上摔下致伤左髋部、头部及胸腹部，当即昏迷，急送当地医院救治。拍X线片、B超检查后诊断为："①左股骨颈骨折，

②胸部闭合性外伤，③双肺挫裂伤，④左侧胸腔积液，⑤头外伤后遗症，⑥肝破裂，⑦脾破裂，⑧腹腔积液"。经抢救后患者苏醒，给予对症处理。入院以来，患者神志清，精神可，二便正常。专科检查见左髋部轻度肿胀，动则痛甚，左下肢呈屈曲、外旋（外旋约60°）、短缩畸形（较健侧短缩约2cm），左腹股沟中点处压痛阳性，左下肢纵轴叩击痛阳性，左膝关节因疼痛拒动而活动受限，患肢末梢血循、感觉及运动正常。X线片示左股骨颈骨折，远折端向上重叠移位，颈干角约100°［图2-4（1）］。入院后行股骨髁上骨牵引，复查X线片见折端重叠移位基本纠正后，在电视X线机透视下行手法闭合复位，局麻下施术，经皮从股骨大转子下1.5～3cm处的股骨外侧皮质沿股骨颈钻入3枚直径2mm的克氏针固定骨折端，将针孔无菌包扎后，用力臂式外固定架将其与股骨髁上骨牵引针的外侧部分固定为一体，术后复查X线见位线良好，颈干角及前倾角正常［图2-4（2）］。术后第1天即在床上坐起活动，仰卧体位，2周后扶双拐下床活动，患肢不负重，床上及下床活动均需保持患肢外展中立位。术后1个月复查，见骨折线模糊，患髋活动无明显疼痛，骨折达到临床愈合［图2-4（3）］。术后3个月复查，见骨折线消失，患髋功能好，骨折骨性愈合［图2-4（4）］，予以拔除克氏针。

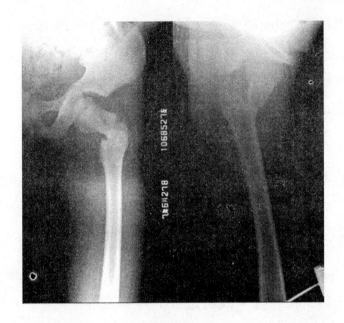

（1）术前

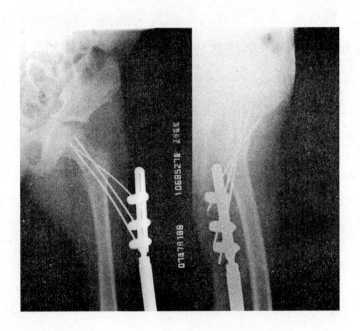

（2）术后

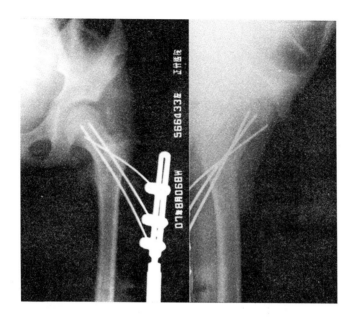

（3）术后复查

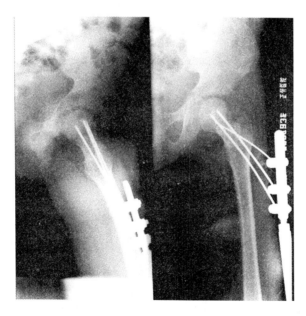

（4）术后复查（骨折完全愈合）

图2-4　儿童股骨颈骨折不同时间段的X线片

【按语】

儿童股骨颈骨折发病率低，大多因较大暴力所致，骨折易影响骨骺发育，后期并发症如股骨头缺血性坏死、髋内翻、骨骺过早闭合等发生率较高，以股骨头坏死最高。儿童股骨颈的血液供应主要来自旋股内侧动脉和外侧动脉，而儿童期股骨的骺板将头颈的血管分成两个系统，头骺与供应干骺端的血管间没有吻合支，营养血管较细，骨折时易发生血管断裂，引起头骺供血丧失，出现股骨头缺血性坏死。

毛天东老师指出，切开复位将加重囊外动脉的损伤，影响头骺血运，而直径较粗的空心加压螺钉将破坏股骨颈内的残存血供，且一旦损伤骺板，可造成骨骺破坏，生长停止。经皮穿克氏针固定不失为一种简单、有效的方法，其对股骨头颈周围组织干扰较小，骨质破坏轻，可避免股骨头骺血供的进一步损伤，保证了股骨颈骨折端的血供；交叉克氏针有较好的抗旋转功能，而且细的光滑克氏针对骨骺的干扰也较小，同时造成骨折断端分离的可能性小，使骨折愈合的可能性显著提高；配合力臂式外固定架固定，针体固定在主体杆件上，向中心加压，产生弹性变形，形成牢固的悬臂梁，加强了支撑负重作用，使骨折趋于稳定，有效避免了单纯克氏针固定易发生克氏针松动、骨折移位等问题。在这种稳定而又弹性的固定下，可让患儿在患肢不负重条件下离床进行适当的活动，因关节软骨本身并无血管营养，其营养依靠关节滑液进行，而关节运动可促使关节滑液向关节软骨内浸润扩散，从而营养关节软骨细胞，刺激骨骺和血管再生。骨折处适宜的应力刺激可促进骨折的愈合，使远期并发症大大降低。骨折移位程度越小，复位质量越高，内固定质量越高其预后越好，发生骨不连、头坏死的可能就越低，而手法复位透视下经皮穿针配合力臂式外固器固定治疗儿童股骨颈骨折创伤小、复位好、固定稳定，可早期离床活动，为促进骨折愈合创造了良好条件，能减少并发症及股骨头的坏死率，有利于较快的功能恢复。

案例九　髌骨骨折

李某某，男，49 岁。

初诊：患者于 3 天前被拖拉机撞倒致左膝着地，当时疼痛，不能行走、站立，继而肿胀，未予处理，3 天后于我院来诊。查体见：左膝关节肿胀明显，皮下出血，瘀斑面积 3cm×5cm，压痛明显，浮髌试验阳性，可触及骨擦音。X 线片示：左髌骨横断骨折，上下骨块分离 5mm。

治疗：嘱患者仰卧，常规皮肤消毒，铺无菌巾，用 5% 普鲁卡因局部浸润麻醉，充分抽出关节内积血。行"两根克氏针固定"，即：用两根直径为 2.5mm 的克氏针横穿于两折块上，一般进针点偏于髌骨前 1/3；下极骨折，一根克氏针横穿于近端骨块上，另一根克氏针紧靠髌骨下缘横穿于髌韧带上。以两手分别持两根克氏针露于皮外的 4 个针尾，向前提起，向后推按，反复多次使其复位，并达骨茬对合严实。透视复位好后用酒精纱条在髌骨两侧加压固定。固定后 3 天开始做股四头肌锻炼，29 天扶拐下床锻炼，32 天拔出钢针，拍 X 线片骨折已达临床愈合，经 18 个月后复查：伸膝 180°，屈膝到 60°，拍 X 线片示已骨性愈合。

【按语】

髌骨部位表浅，一旦遭受外力则首当其冲，易发生骨折。髌骨骨折多为膝关节处于半屈曲时跌倒引起。因该体位下髌骨正处于股骨滑车面的顶点，位置比较固定，股四头肌为维持身体平衡而极力收缩将髌骨拉断。

毛老指出：对于此病的治疗，要注意"筋骨并重"。固定用的钢针应穿在骨块上或髌骨上下缘的韧带上，这样针紧靠骨，使骨折固定较牢靠，同时也不影响筋的活动。另外，必须保持屈膝 10°～15°，因有"股四头肌角"的存在，髌骨必然以股骨髁为支持点，对膝关节起杠杆作用，所以，髌骨若不能恢复原来形状，则必然影响膝关节的伸膝功能。另外，还需注意对于分离移位较大的横断骨折，可在无菌、局麻和 X 线监视下，采用经皮穿针固定的治疗方法。如固定后，折端出现向前成角或错位时，可在上或下骨折块上垂直打入一短钢针，进行撬拨使复位平整，然后将钢针交叉结扎固定。一般固定 1 周即可带固定下床活动，3 周即可做膝关节小范围的伸屈活动。注意复诊观察骨折对位情况，预防针眼感染。

此病案较早，但髌骨骨折的经皮横穿钢针固定法较同时期的抱膝圈、四头带固定法已明显进步，并对以后髌骨骨折治疗的发展提供了非常大的借鉴与启示。

病例十　双跟骨骨折

郭某某，男，29 岁。

初诊：患者于 2014 年 1 月 29 日从高处跳下致双足跟疼痛、活动受限，遂到附近医院就诊。在当地几家医院诊察为跟骨外侧 1/3 劈裂性骨折，内倾角基本正常，无压缩骨折［图 2 - 5（1）、图 2 - 5（2）］，建议手术治疗。患者不愿手术治疗，经人介绍来我院诊治。予拍 X 线片，并查体见双足肿胀，足跟处尤甚，双足跟不能触底，局部压痛明显，可触及骨擦音。

治疗：嘱患者仰卧位，双下肢屈膝下垂于床边，术者面对患者而坐，将患足置于两膝之间，用两手掌扣挤跟骨两侧的同时内侧掌根推挤骨块向内后方使其复位，尽量使关节面平复，然后双足石膏固定。3 个月内严禁下床负重活动，并服用三七接骨片。3 个月后患者可下床活动，10 个月后复诊，X 线片示：双跟骨骨折线消失［图 2 - 5（3）、2 - 5（4）］。毛老诊断为临床愈合，患者双跟骨无叩击疼痛，跳跃试验阴性。患者无任何不适感。

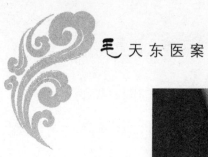
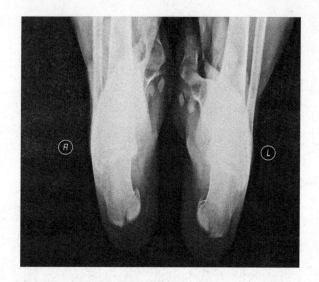

（1）复位前（轴位片）

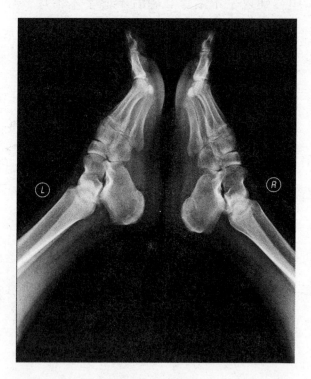

（2）复位前（侧位片）

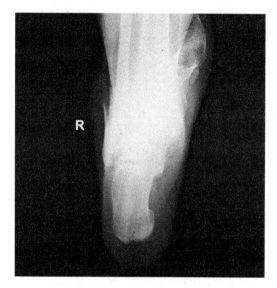

（3）复位后（轴位片）

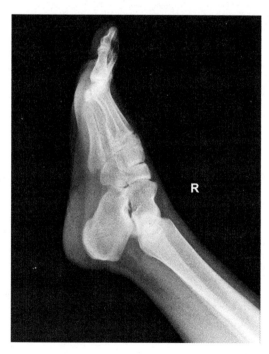

（4）复位后（侧位片）

图 2-5 双跟骨骨折不同时间段的 X 线片

【按语】

跟骨以松质骨为主，裹以菲薄的皮质骨，高处坠落时易受伤骨折。毛老指出：此病例为双跟骨纵形骨折，临床中较为少见。不管是哪一类型跟骨骨折，都需注意跟骨结节上缘与跟距关节面所成的结节关节角，它是跟距关节正常与否的一个重要标志。同时亦需观察跟骨内倾角是否遭到破坏，因为正常的内倾角是维持足弓的重要结构。不波及关节面且复位后位置尚可的骨折可予手法治疗，保守治疗，石膏或支具固定，如果出现压缩伴内倾角消失的跟骨骨折，建议行跟骨反弹技术治疗，若为粉碎骨折，建议手术切开复位内固定治疗。

案例十一　多发跖骨骨折

贾某某，男，28 岁。

初诊：患者因砸伤致左足肿胀、疼痛、活动受限 2 天，X 线片示：左足第 1、2、3、4 跖骨干骨折，合并局部皮肤挫伤，当地医院予以手法复位失败后来我院就诊。现见患者左足肿胀明显，局部皮肤广泛淤紫伴有一长约 5cm 伤口，伤口可见渗血，未见骨折端自此露出。患足末端五趾稍肿胀，血运及感觉正常，嘱患者拍 X 线片。X 线片示：左足第 1、2、3、4 跖骨干骨折，有不同程度的侧方及背侧移位［图 2 - 6（1）、图 2 - 6（2）］。

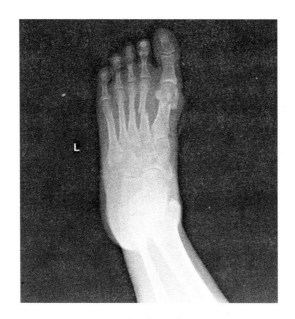

（1）复位前

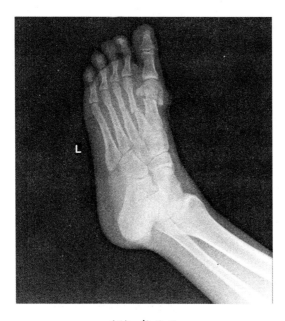

（2）复位后

图 2-6　多发跖骨骨折正侧位 X 线片

治疗：嘱患者仰卧，分别对第1、2、3、4趾行胶布、皮筋皮牵引。嘱一助手提拉牵引侧，另一助手双手握紧并固定踝关节，术者用牵拉提按法分别对1、2、3、4跖骨骨折端进行复位，即：以拇指于足背按压骨折端，食、中二指至足底顶提远折端，同时牵拉助手将足趾跖屈即可复位。并用高分子石膏托固定，患处皮肤行清创处理。垫高患足，保暖，及时换药，按时复诊。12月4日复诊，查体见患足局部皮肤恢复完好，患者可负重行走，局部无肿痛，拍X线片示左足第1、2、3、4跖骨骨折线消失，可见连续性骨痂通过骨折线。原骨折处位线良好。足弓良好。

【按语】

跖骨是构成足弓的重要结构，5根跖骨并列构成足的横弓，第1、5跖骨头构成足的纵弓，又是足三点持重的前部两个支重点。跖骨骨折多为直接暴力引起，且常引起多根跖骨同时骨折，且多为横断或粉碎骨折，软组织损伤也较严重。毛老提出：跖骨骨折是足部常见的骨折之一，治疗时应注意恢复和保持足弓的解剖形状，以便维持足的良好负重功能。跖骨干骨折，一般移位不大，若为侧方移位，则复位要求不高，持续牵引，即可复位，预后较好；上下移位则应予以矫正，以免影响足的负重功能，影响预后。第1、5跖骨头为足纵弓三点支重的前部两点，故对该二跖骨骨折，应格外重视，力求解剖复位。其余跖骨干骨折，无须追求绝对解剖复位而行手术治疗，正确的手法复位，牵引固定同样可恢复良好，不影响足部的负重功能，且可减少患者负担，缩短病程，尤其合并患处开放性软组织损伤的患者，此保守疗法可减少局部感染的发生，应予重视。

案例十二　陈旧性髋关节脱位

张某某，男，67 岁。

初诊：患者于 1978 年以"右髋部不适，活动受限 20 天"为主诉入院。患者自诉于 20 天前因外伤致右髋部疼痛明显，不能站立及行走，否认当时有昏迷呕吐等其他症状，遂卧床休息，2 周后发现右髋内翻畸形未见明显缓解，今来我院就诊，拍 X 线片提示：右侧髋关节脱位。毛老查看片子后示：患者为右侧髋关节后脱位，致屈曲、短缩畸形，右髋部活动明显受限。但患者精神可，食少，睡眠不佳。

治疗：被动伸屈、旋转、内收和外展活动患侧髋部 3 天，待股骨头有一定活动度后，局麻下行股骨髁上牵引术。牵引重量逐渐加至患者体重的 1/6，牵引时抬高床尾，利用自身重量起对抗牵引。牵引的同时，每日坚持被动屈曲、伸展和旋转髋关节，松解粘连。1 周后股骨头活动范围逐步增大，床旁摄 X 线片确认股骨头接近髋臼水平，在麻醉下进行手法复位。复位方法：患者取仰卧位，一助手双手按压双侧髂前上棘固定骨盆，术者将患髋置于屈髋屈膝 90°位，屈肘以前臂托住患肢腘窝部沿股骨纵轴向上牵拉，另一手握住患肢踝部下压小腿，持续牵引下反复使髋关节极度屈曲、内收和旋转，以进一步松解患侧髋关节，可感到纤维撕响声，或听到粘连带断裂的"咔咔"声，持续约十几分钟，当术者感觉关节完全松动后即可。复位成功时，可有轻度的弹响或跳空感觉，下肢可完全伸直，外旋畸形得到矫正。拍 X 线片复查示：髋关节对位良好。嘱患者卧床进行股四头肌及踝关节功能锻炼。复位成功后，持续下肢牵引两周，3 个半月后可下地部分负重锻炼。

【按语】

毛老示：髋关节周围有坚强的关节囊、韧带及肌肉对其进行固定。直接暴力造成髋关节后脱位的少见，大部分是因为患者在屈髋时受到来自下肢的传达暴力进而引起股骨头向后冲破关节囊造成。当患者形成髋关节后脱位时常合并髋臼后壁骨折。

毛老提出：髋关节后脱位若没有合并严重髋臼骨折，且身体可耐受麻醉者均可尝试进行手法复位。考虑到患者髋部无明显骨折但属于陈旧脱位，陈旧性髋关节脱位后因关节周围肌肉挛缩及组织瘢痕的形成常难以直接对其进行复位，可先用下肢牵引法牵引 1~2 周，牵开其挛缩的软组织再进行复位。复位方法，可参照新鲜髋关节脱位，注意力度，勿暴力操作。建议复位成功后，继续患肢牵引 1~2 周，待关节周围肌肉韧带恢复后再行活动。以免发生二次脱位。

第三章 骨病筋伤

一、骨病

案例一 足舟骨骨软骨炎

何某，男，16 岁。

初诊：患者于 2001 年 4 月 8 日以"左足踝疼痛伴行走困难 5 小时"就诊。现病史：患者自诉 5 小时前踢完足球后，自感左足踝部出现肿胀，且行走时疼痛，经手术科医生介绍来找毛老诊治。查体：左踝部轻度肿胀，皮温不高，活动受限，足内外翻时疼痛加重。X 线片示：左足舟骨密度增高，且萎缩变扁。

治疗：予以外敷院内活血止痛膏，内服养血止痛丸，避免负重 3 周，以后减少左足活动。

【按语】

毛老示：该病在门诊上为少见病，多见于 5 ~ 7 岁的男孩，外伤是可能致病的原因，X 线片早期表现为足舟骨增白、变小，晚期表现为足舟骨增白、变扁［图3-1（1）、图3-1（2）］。治疗方法主要以禁止剧烈活动，避免负重为主。2年后可自愈。

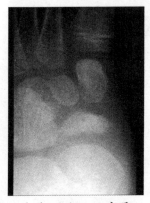 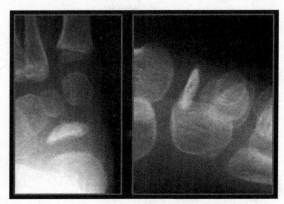

（1）早期：足舟骨
增白，变小

（2）晚期：足舟骨增白、变扁

图3-1　足舟骨骨软骨炎的早期、晚期X线片

案例二　膝关节盘状半月板

周某，男，14岁。初诊：患者于2001年6月8日以"左膝疼困不适半年"就诊。现病史：患者半年前无明显诱因出现左膝疼困不适，到当地医院诊治，未予明确诊断。毛老查体：股四头肌较健侧稍有萎缩，仰卧位做屈伸膝关节时出现响亮的弹响声，伸膝较屈膝更明显。X线片示：左膝关节间隙增宽，腓骨小头略上移；CT：断层扫描外侧半月板肥大，且向中线突入于两股骨髁之间；MIR：弓形（领结形）的外侧半月板在两维矢状面上（5mm层厚）超过3个层面都可看到，且在 T_2 上显高信号［图3-2（1）、图3-2（2）、图3-2（3）］。无外伤史。诊断：盘

状半月板。毛老建议早期手术治疗。

二诊：2 个月后毛老亲自打电话询问患者情况，患者已行半月板部分切除术，现已下地活动，膝关节无明显不适。

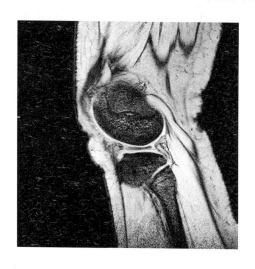

（1）

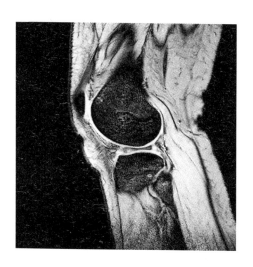

（2）

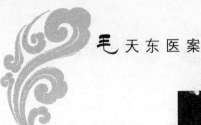

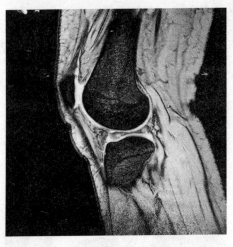

（3）

图 3-2　膝关节盘状半月板的 MRI 连续 3 个层面图像

弓形（领结形）的外侧半月板在两维失状面上（5mm 层厚）超过 3 个层面都可看到，且在 T_2 上显高信号。

【按语】

毛老示：该病只凭平片，不做膝关节的屈伸活动检查，易漏诊，而膝关节的屈伸活动检查对诊断该病有决定性的意义。在做关节弹拨时，由于宽厚的盘状软骨被股骨髁挤压的原因，屈膝时可用手触之或见到盘状软骨向前方突出，伸膝时软骨缩回，或向腘窝内突出，借此与半月板损伤相鉴别；囊状半月板亦多发生于膝关节的外侧，但多有外伤史，为慢性疼痛，可有夜间疼痛，病理多为纤维组织增厚而形成，所以在屈膝位时更易触到关节间隙外侧的囊肿块状物，该病伸膝关节亦有弹响，亦需手术切除。

案例三 慢性硬化性骨髓炎——Carre 病

张某，女，43 岁。

初诊：患者于 2010 年 7 月以"左下肢困乏无力 4 天"来就诊。现病史：患者自诉 4 天前劳累后出现左下肢沉困无力，休息后稍有好转。查体：患肢肌肉萎缩，活动功能尚可，小腿压痛不明显，无肿块。X 线片示：左胫骨中段约 3cm 密度增高区，皮质略厚，髓腔被钙化物填充，皮质光滑，无软组织肿块［图 3－3（1）、图 3－3（2）］。通过 CT 扫描，诊断：低密度感染，髓腔梗塞。治疗：无须治疗，间断复查。

二诊：1 个月后电话复诊，患者诉病情无明显变化。

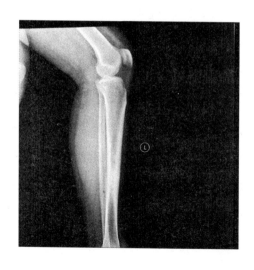

（1）

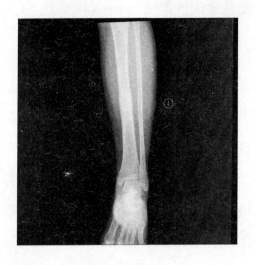

（2）

图 3 - 3　胫骨慢性硬化性骨髓炎 X 线片

【按语】

　　毛老示：慢性硬化性骨髓炎的病原体为厌氧的丙酸杆菌属，本病是一种慢性进行性病变，病程可长达数年。症状较为隐匿，病变部位有酸胀痛及触痛。硬化性骨髓炎常有骨髓腔闭合，其内压力高。凿开骨皮质，显露及贯通骨髓腔，可解除髓腔内张力并引流，疼痛即可解除。如骨硬化区内 X 线片显示有小透光区，须手术凿除，并清除肉芽组织及脓液，疼痛即可解除，骨质增生亦可停止。

案例四　股骨外髁骨折

李某，男，37 岁。

初诊：患者于 2002 年 1 月 17 日以"外伤致膝关节外侧肿胀、疼痛伴活动受限 5 天"来就诊。患者 5 天前创伤致膝关节外侧肿胀、疼痛伴活动受限，扶拐杖能行走。查体：股骨外侧髁压痛，屈伸稍受限。自带 X 线平片示：正位片上膝关节外侧间隙略宽，在侧位片上内外侧股骨髁重叠未能显示骨折。毛老开单继续在透视下检查旋转活动有无骨折，结果未发现。毛老不放心继续找其他科的主任会诊，仔细观看 X 线片后，诊断为股骨外髁嵌入型骨折。

治疗：住院予以股骨髁上骨牵引 5 周。5 周后以小夹板膝关节伸直性固定。此期间可做股四头肌锻炼。

【按语】

毛老示：股骨外髁嵌入型骨折，因骨折线不清，X 线检查容易漏诊，以膝关节间隙变宽为其特征。MRI 扫描能够清晰显示骨折线、骨髓水肿、软组织水肿，因此对于这种嵌入型骨折较 X 线、CT 敏感性高。

案例五　儿童强直性脊柱炎继发左髋骨软骨破坏

杨某，女，11 岁。

初诊：患者于 2002 年 1 月 21 日以"左髋部无明显诱因疼痛

半年余"为主诉就诊。现病史：患者半年前出现左髋部疼痛不适，到郑州各大医院检查：血沉、抗"O"、RF、结核菌素试验、B27 均无异常，致诊断结果不明。自带 X 线平片、CT 示：左股骨头缺血样改变及髋臼软骨破坏，髋关节间隙变窄。查体：左髋关节屈伸、内外旋转、内收外展均受限，"4"字试验、托马斯征阳性，腹股沟压痛不明显，骶髂关节部叩击疼痛阳性。毛老特请闻善乐等主任一起讨论。最终诊断：儿童强直性脊柱炎，继发性左髋软骨破坏。继续观察。

二诊：1 个月后电话随访，患儿父亲诉患儿按照强直性脊柱的诊断进行中成药口服治疗（具体药物不详），加上平时的腰背部锻炼，患者疼痛不适症状已明显改善。

【按语】

毛老认为：由于幼年强直性脊柱炎患者早期缺乏成人强直性脊柱炎所具有的腰骶部疼痛症状及骶髂关节炎的 X 线征象，致使诊断发生困难，并常被误诊为幼年类风湿关节炎少见型，幼年强直性脊柱炎致病累及髋关节受累者，多出现破坏性病变，临床上需引起注意。

案例六　跖骨头骨软骨炎—弗来伯氏病

娄某，女，14 岁。

初诊：患者以"左侧第 2 跖趾关节微肿伴活动疼痛 10 个月"就诊。现病史：患者自诉 10 个月前无明显诱因出现上述症状，曾到郑州几大综合医院就诊，拍 X 线片、CT 等未明确诊断。毛老通过 CT 发现：左第 2 跖骨头软骨面塌陷，其下有坏死骨碎裂。诊断：跖骨头骨软骨炎（弗来伯氏病）。建议手术治疗。

【按语】

毛老示：该病的好发年龄为 12～18 岁；由于第 2 跖骨头较长，受伤机会较多，所以好发部位以第 2 跖骨头为主，其次为第 3 跖骨头，偶见于第 4 跖骨头；跖骨头骨软骨炎 X 线片上主要表现为跖骨头增宽、扁平呈杵状，关节面不规则凹陷，骨骺密度增高，不均匀（图 3-6）。治疗：早期即 X 线未变化之前手术治疗，晚期形成畸形，先行姑息治疗，若形成骨关节炎，将头切除，置换硅胶人工跖关节，疗效满意。

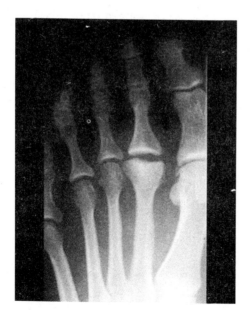

图 3-6　跖骨头骨软骨炎 X 线片

跖骨头增宽、扁平呈杵状，关节面不规则凹陷，骨骺密度增高，不均匀

案例七　三角软骨盘损伤合并尺桡关节分离

张某，男，31 岁。

患者于 2014 年 7 月 17 日以"劳损致腕部疼痛伴活动受限 2 个月余"就诊。现病史：患者为羽毛球运动员，2 个月前因过度劳损，致右腕部疼痛伴活动受限，到当地医院就诊，诊断为腕部损伤，予以石膏固定处理，1 个月后拆除石膏活动。几天前又出现尺侧内外旋转活动受限。查体：损伤部位皮肤基本完好，无明显肿胀，尺骨头向背侧移位，桡尺远侧关节异常活动，腕关节尺侧尺骨茎突与腕骨间凹陷处压痛明显，激发试验阳性，应考虑三角软骨盘的损伤，即尺侧研磨试验阳性（腕关节背伸、轴向负荷、尺侧旋转时感到疼痛）。毛老诊断：三角软骨盘损伤合并尺桡关节分离。治疗：①手术将尺骨头切除；②戴腕具护腕治疗。

【按语】

毛老示：三角软骨盘又称三角纤维软骨、腕关节盘等，位于腕关节的尺侧，是腕关节重要的构成部分，起到维持腕关节尺侧稳定性的作用，同时也是维持桡尺远侧关节稳定的主要结构之一。在运动中三角软骨盘主要起到承受冲击、传递和缓冲压力等作用，但它是腕关节较薄弱的环节，容易因急性撕裂或长期慢性劳损而导致损伤。三角软骨盘损伤是运动医学中的常见伤病，多

见于体操、篮球、排球、网球等项目的运动员，或者手腕活动量较大的劳动者，若治疗不当，会对患者的工作和生活造成较大的影响。三角软骨盘损伤损伤首先应采取保守治疗，主要包括腕关节固定，可以辅以非甾体类解热镇痛药。对于保守治疗失败或无效的患者，如果尺桡关节有明显的不稳定，应行尺骨短缩术，理论上讲可以使尺腕韧带变得紧张，有助于稳定尺侧腕关节。但还应做进一步的随访，观察手术治疗的远期效果。

案例八 儿童股骨头缺血性坏死——Perthes 病

党某，男，7 岁。

初诊：患者于 2014 年 10 月 8 日以"无明显诱因出现走路跛行 1 年"为主诉就诊。现病史：患儿父亲诉 1 年前发现孩子无诱因出现走路跛行，活动时无明显的疼痛、酸困不适，后逐渐出现双下肢长短不等。到当地医院拍 MRI 未发现异常。两天前在我院拍 X 线片示：股骨头骨骺小、扁平，骨骺密度稍有增高，股骨头骨骺线增宽、不规则，股骨颈变粗变短（图 3-8）。查体：髂前上棘右高左低，双下肢右短左长，右侧内收肌弹性降低，触之僵硬，双髋关节处无明显叩击痛，腹股沟压痛阴性，右髋关节"4"字试验阳性，右髋外展内收活动受限。诊断：Perthes 病。治疗：患肢牵引重量为 2kg，每次 30 分钟，2 次/天，以卧床 3~4 周休息为主，佩戴支具后再活动（一般需要 15~18 个月）；少吃油腻食物，禁用激素类药物。

二诊：2014 年 12 月 30 日复诊，患儿一般情况良好，畸形未明显进展，在支具室对支具进行轻度调整，毛老交代家属回家后督促患儿行患肢肌肉等长、等张功能锻炼。

三诊：2015 年 1 月 20 日电话随访，患儿情况良好，下地佩戴支具活动，继续加强患肢肌肉锻炼。

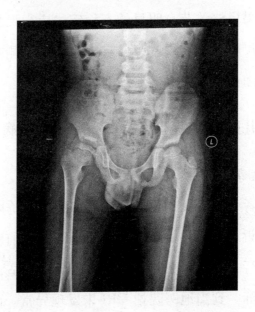

图 3 -8　儿童股骨头缺血性坏死 X 线片

股骨头骨骺小、扁平，骨骺密度稍有增高，股骨头骨骺线增宽、不规则，股骨颈变粗变短

【按语】

Perthes 病是一种自限性疾病，所谓自限性或自愈性，是指股骨头的坏死最终可自然修复而自愈，其自然病程约为 2 ~ 3 年，但其后遗的股骨头畸形，可导致髋关节负重和活动功能的障碍，甚至致残致畸。毛老阅 X 线片后示：患儿股骺呈鸭舌帽样缺血改

变，骨骺未破碎，但颈干角减小，股骨颈缩短，髋内翻畸形。结合影像资料及患者症状体征，该患儿的股骨头缺血坏死分型：按Herring 其属于 B 型，按 Catterall 为Ⅲ型。

在治疗方面，毛老注重预防为主，防治结合，通过正规的治疗手段，患儿是不会遗留后遗症的。首选非手术治疗，该患儿年龄为 7 岁，虽属临危体征，但患儿的股骨头及骨臼尚处在塑形阶段，且通过 Perthes 的病理研究已证明，在坏死区即可见到大量的新生血管。切忌采用治疗成人股骨头坏死的思路治疗 Perthes病，而忽略了儿童期特有的旺盛的生物塑形；其次有相关研究对该病患儿使用手术与非手术治疗的远期预后进行分析，发现两种治疗方法预后并无明显差异，但非手术组相对手术组自然病程有明显缩短。在非手术治疗方面：通过卧床休息、石膏固定、外展位的牵引制动及使用各种不负重支具，限制患肢活动范围，能力争达到包容体位。治疗期间对患儿进行密切观察，注意随访与复查，尤其 6 岁以上患儿的预后较差，应引起临床医师重视。如果保护不好最易发生创伤性髋关节炎，如果髋内翻畸形严重，则需做内翻截骨术。

案例九 高肩胛症

王某，男，5 岁。

初诊：患者以"发现右肩高突一年余"为主诉来就诊。现病史：患者一年前无明显诱因出现右肩高突，且近一年来畸形逐渐加重。查体：右肩较左肩高 3cm，双上肢上举不受限，脊柱无明显侧弯。拍 X 线片示：正位 X 线片近似于三角形，与健侧对比横径相差不明显，纵径小 1cm 左右，肩胛骨位置高于对侧 3cm，肩胛骨下角升高并内收、内旋，脊柱缘靠近中线（图 3-9）。脊柱轻度向右侧弯。诊断：高肩胛症二级。治疗：以非手术治疗为主，主要采取被动和主动的功能锻炼，伸展牵引短缩的肌肉。

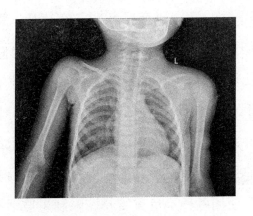

图 3-9　高肩胛 X 线片

【按语】

毛老示：该病是一种少见的先天畸形，以单侧居多，常合并其他部位畸形。本病病因不明，病理解剖复杂，手术方法较多，但效果不十分满息。患侧肩胛带肌不发达，斜方肌变薄或部分阙如，肩胛提肌及菱形肌有不同程度萎缩，在肩胛提肌内或表面有紧张的纤维性索带提拉肩胛骨内上部分。所以毛老建议要加强肩胛带肌的锻炼。而手术治疗一般适用于 3~6 岁畸形严重者，对于 Cavendish 三级、四级的需行肩胛骨下移术，一般使用 Woodward 术式，对于大龄患者，为了增加肩胛骨的下移度，一般要使用锁骨截骨术，但会增加神经损伤的概率。

案例十　股骨头缺血坏死

韩某，女，40 岁。

初诊：患者于 2014 年 3 月 17 日以 "左髋部疼痛 8 月余" 为主诉就诊。现病史：患者月前无明显诱因出现双髋部疼痛不适，休息后稍有减轻，今到我院就诊，拍 X 线片 [图 3-10（1）] 示：双股骨头斑点状表现，骨硬化，囊肿形成及骨质稀疏，股骨头受累大约 50%。诊断：髋骨痹（股骨头坏死ⅡC 期）。毛老治疗予以：氨酚双氢可待因片、硫酸氨基葡萄糖、股骨头坏死愈胶囊（院内制剂，主要作用：温经散寒、活血化瘀、补肾壮骨）2 个月余。建议患者拄双拐活动，在家中用皮牵引牵引双下肢，在床边行缓慢行髋关节的外展与后伸练习。

二诊患者于 2014 年 5 月 20 日复诊，患者诉髋部疼痛缓解，DR 复查 [图 3-10（2）]，双侧骨股头较前未见明显变化。毛老阅片后嘱其继续口服硫酸氨基葡萄糖、股骨头坏死愈胶囊 2 个月余，锻炼方法同前。

三诊：2015 年 1 月 23 日复诊，拍 X 线片 [图 3-10（3）] 示：股骨头未明显塌陷，走路未诉疼痛不适。继续保守治疗。

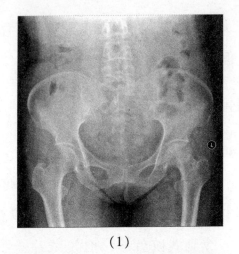

(1)

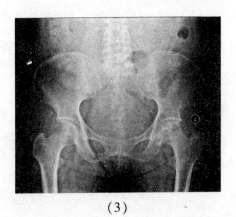

(3)

图 3-10　股骨头缺血坏死不同时间段的 X 线片

【按语】

毛老示：股骨头缺血性坏死（osteoarthritis of femoral head, ONFH）也称无菌性骨坏死，属中医"骨蚀""髋骨痹"范畴，其病因繁多，病理改变复杂，病程绵长，致残率高，为起病隐匿的慢性进行性致残性疾病，早期治疗对防止致残和改善预后至关重要，但目前尚未很好地解决这一难题是骨伤科的常见病及疑难病症之一，绝大多数患者就诊时已在Ⅱ期以上。

虽然ONFH治疗方法多种多样，但理想的方法应是保留而不是置换完整的股骨头。重建和改善缺血坏死股骨头的血供，加强对股骨头软骨下骨的支撑，促进ONFH坏死区的骨修复重建，保存自体骨股骨头，防止塌陷是治疗的主要目标。休息主要强调减少负重或不负重，用支架（拐杖、手杖）保护或卧床休息，甚至可行患肢牵引制动3个月或更长。功能锻炼是根据患者功能障碍的不同而采用的相应锻炼方法，目的是通经活络，调畅气血，恢复功能。在治疗期间毛老强调患者的动静结合，不主张绝对卧床休息，但也不宜过度外出活动，一般以拄拐杖行走和床上活动关节为宜；并忌烟、酒和刺激性食物。

二、筋伤

案例十一　脑膜瘤

马某，女，36岁。

初诊：患者于2001年5月22日以"两下肢无力、发软，伴行走不稳2个月余"来就诊。现病史：患者2个月前无明显诱因出现双下肢无力、发软，伴行走不稳，似走在沙滩上的感觉。无外伤史，未到外院就诊过。查体：双下肢屈伸功能可，肌肉无明显萎缩，肌张力尚可，双侧髌腱反射亢进，踝阵挛阳性，右下肢较左下肢严重。在其他门诊做颈部及胸部MR，提示颈椎间盘轻度膨出，脊髓及神经根受压。请影像科主任会诊，建议做头部CT，发现脑膜有鸡蛋大小的肿块，边界清楚，诊断为脑膜瘤。建议患者住神经外科医院行手术治疗。

二诊：2个月后，患者提一篮自己家养鸡蛋特来感谢毛老，患者病情已基本稳定，后期主要是康复锻炼。

【按语】

毛老示：该病的症状体征是上运动神经元损伤的表现，运动神经元包括脊髓前角细胞、脑干细胞核以及大脑运动皮质锥体细胞，而该患者为脑膜瘤挤压影响到了大脑运动皮质锥体细胞，从而出现上述症状；运动神经元损伤的表现有肢体无力、发紧、动作不灵。症状先从双下肢开始，以后波及双上肢，且以下肢为重。

案例十二　脊柱增生、腰椎间盘脱出合并椎管狭窄

马某，男，52岁。

初诊：患者于2001年12月15日以"腰部疼痛伴左下肢麻木数年，加重一周"就诊。患者患有腰部疼痛伴左下肢麻木数

年，一周前劳累后上述症状加重。查体：腰椎生理曲度变直，L_5-S_1叩击痛，有放射感，直腿抬高试验阳性。CT 诊断：脊柱增生，腰椎管狭窄，L_{4-5}、L_5-S_1腰椎间盘脱出。舌淡红，苔白，脉弦细涩。三痹汤加减：

处方：黄芪30g，桂枝8g，白芍15g，桑寄生15g，牛膝12g，独活10g，细辛4g，全蝎10g，川续断15g，川芎12g，当归15g，枳壳12g，木瓜6g，威灵仙12g。

5 付。水煎服，日一剂，分两次温服。

二诊：2001 年12 月20 日复诊，患者诉服药后症状大减，夜晚能够入睡，走路较前明显改善，左下肢麻木减轻。按上方去木瓜、枳壳改为防风10g，川乌6g。

水煎服，日一剂，分两次温服。7 付。

【按语】

患者痹证日久，肝肾不足，为气血两虚证。患者腰部疼痛、下肢麻木，畏寒喜暖，舌淡苔白，脉弦细为辨证要点。毛老认为患者下肢麻木主要是气血亏虚而致，所以治疗以三痹汤为主方：补气宣痹，祛风胜湿。三痹汤善治筋肉拘挛、麻木疼痛。患者疼痛较甚，情绪焦虑，加以枳壳行气开郁止痛。当患者再次复诊时疼痛基本缓解，且心情较前明显好转，则去枳壳，加防风、川乌以加强祛风寒湿的功效。

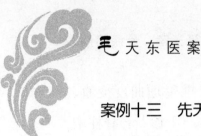

案例十三　先天性腰椎2、3后缘结节性钙化

赵某，女，19岁。

初诊：患者以"腰部不适，右髋疼痛半年余"来就诊。现病史：患者自述半年前无明显诱因出现腰部沉困、右髋疼痛不适。武汉同济医科大学诊断为腰椎结核，服用抗结核药数月，无效。患者既往无扭伤史、结核史，且患者无潮热、盗汗、消瘦等症状。查体：腰部肌肉僵硬，身体向右侧弯曲时疼痛不适症状加重，右臀环跳穴处压痛，"4"字试验阴性，直腿抬高试验阳性。自带平片：腰椎侧位片示 L_{2-3} 椎体后下缘结节钙化，突入椎间孔。CT：L_{2-3} 椎体后缘呈现破坏疏松区。请影像科的主任会诊：腰2、3椎体结节性钙化，属先天性异常。建议住院非手术治疗：行腰椎牵引、熏蒸、推拿等治疗，以缓解腰部软组织痉挛。

二诊：电话复诊，患者经过卧床休息及腰部理疗后，自感腰部症状明显改善，毛老建议后期以腰背肌肉锻炼为主。

【按语】

毛老示：患者椎体先天的异常，使得椎间孔较常人的狭窄，若患者后天因生活习惯、工作等原因导致腰部肌肉肌张力增高、肌肉挛缩，发生局部充血、渗出、水肿、变性、粘连的病理变化，引起椎体后椎间孔更加变窄，通过椎间孔的神经根就会受到刺激，肌肉挛缩变性及炎性因子也会刺激到行走于其间的神经。综合以上因素，会造成患者上述症状，治疗上通过缓解椎管外的软组织病变减轻神经压迫，改善局部的血液循环从而解除症状。

案例十四　儿童髋关节滑膜炎

雷某，女，7 岁。

初诊：患儿以"左髋部疼痛伴跛行 5 天"为主诉来就诊。现病史：患儿 20 天前玩过跳跳床，平时喜欢跑步，5 天前出现髋部及腹股沟部疼痛，走路出现跛行，当地医院磁共振检查诊断为滑膜炎，予头孢类药物和云南白药治疗，症状未缓解，今来我院继续救治。查体：左髋部"4"字试验阳性，腹股沟压痛阳性，左下肢假性缩短。拍 X 线片示：左侧关节间隙略增宽，以髋臼下部至股骨头内下侧之距离表现较明显。由于股骨头略外移，故 Shcnton 线之半径增大，骨质未见明显异常（图 3 - 14）。结合病史及影像资料诊断：儿童髋关节滑膜炎。

治疗：制动卧床休息 10 ~ 15 天，尼龙皮牵引治疗，牵引重量为身体重量的 1/8 ~ 1/10，每次 30 分钟，2 次/天。患肢短者则牵引患肢，长者给予双牵引，调节两侧牵引重量以使双下肢恢复等长。小儿活血止痛颗粒 1 包/次，2 次/天。

二诊：20 天后患儿父亲亲自打电话复诊：患儿经过制动牵引治疗后，左髋部疼痛已消失。毛老建议下床活动，3 个月内不可进行剧烈运动及做关节过度屈伸等动作。

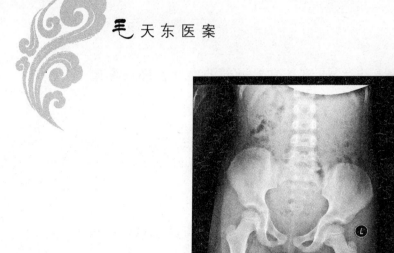

图 3 - 14 儿童髋关节滑膜炎 X 线片

【按语】

毛老示：本病是一种有自限性倾向的非特异性炎症性疾病，与前期的上呼吸道感染和外伤有明显关系。在诊断中磁共振成像能较早发现关节腔积液基本已成为共识，且目前已经将其作为发现髋关节积液最敏感的非创伤方法之一。因为磁共振具有非常高的软组织对比度和分辨率，可通过多参数及任意方向成像，清晰地显示髋关节滑膜炎类型、组织成分以及病变和关节囊的关系，发现髋关节积液。此外，磁共振成像不但可以发现少量的髋关节积液，而且还能发现骨髓及软组织等病变，这是 CT 所不能及的。成人髋关节滑膜炎绝大多数因其髋臼发育不良、髋臼包容欠佳等问题造成髋关节失稳，后由于活动量过大或劳累所致造成髋关节内滑膜炎性渗出；小儿外伤中最常见的原因就是小儿滑滑梯、从高处跳下、玩蹦蹦床等，由于猛烈的头臼撞击造成患儿的髋关节滑膜炎。毛老认为磁共振成像可以作为诊断成人髋关节滑膜炎的必检项目，对其具有一定的诊断价值，不失为一种诊断儿童和成人髋关节滑膜炎的敏感方法，由于目前未曾对运用 MRI 检查诊断成人髋关节滑膜炎方面形成统一的认识，因此不能完全依赖于 MRI 的表现，MRI 检查在髋关节滑膜炎早期诊断就较为敏感，可有助于本病的早期诊断与治疗。但 MRI 诊断费用相对昂贵，临床上亦可应用超声检查辅助诊断。儿童髋关节滑膜炎只要得到早期诊断和合理治疗，均可痊愈。而牵引为治疗的重要手段，通过患肢皮肤牵引，可限制活动，解除肌肉痉挛，减轻疼痛，减轻关节腔压力，从而减轻对股骨头血液循环的影响，避免后遗症的发生。

案例十五　腱鞘囊肿

薛某，女，28 岁。

初诊：患者于 2014 年 3 月 6 日以"腕背部出现圆形包块 1 月余"来就诊。现病史：患者长期从事电脑工作，1 个月前因工作原因加班劳累后，腕背部出现圆形包块，未引起重视，半月后包块无明显缩小，到当地医院就诊，确诊为腱鞘囊肿，建议手术治疗。患者不愿手术治疗。今来我院就诊。查体：无红肿发热，深压稍感疼痛，可移动，边界清楚，范围大约 1cm × 1.5cm × 1cm。诊断：腱鞘囊肿。

治疗：毛老先使患者腕关节背伸，然后用拇指按揉囊壁周围，突然挤压囊壁，这时感囊壁破裂，拇指感觉张力突然降低，这时再用手揉捏囊肿部位，使之逐渐减小或消失。毛老予以院内膏黑药外敷于囊肿部位，包扎固定2天，24小时后可行腕、指伸屈活动。

二诊：患者诉腕背部包块再无复发，毛老建议避免腕部疲劳工作。

【按语】

毛老认为：对发病时间较短，囊性感明显，弹性强，活动感较大者，可行拇指推挤治疗。对于病变时间较久，包块硬化的建议手术切除治疗。

案例十六　肩周炎

卢某，女，59岁。

初诊：2014年9月18日。患者自诉：8个月前因肩部受凉引起肩关节酸痛不适，进行贴膏药局部处理，症状稍有缓解，近1周无明显诱因出现肩关节疼痛伴活动受限加重，休息无缓解，今来我门诊就诊，查体：梳头试验（+），双手抱头试验（+），诊断为肩周炎。毛老鼓励患者多做蝎子爬墙、甩臂运动。

处方（解凝汤）：当归12g，黄芪30g，白芍12g，木香12g，香附12g，羌活10g，独活10g，威灵仙12g，木瓜12g，桑寄生12g，桂枝8g，川芎12g，防风12g。

7付。每日两次，日一剂，水煎服，第三次溻渍。

西药：草乌甲素胶丸加硫酸氨基葡萄糖钾胶囊。

二诊：2014 年 9 月 25 日，复诊。患者自诉肩部发凉较前减轻，活动掣痛感稍有缓解，自诉手指摸墙距离较治疗前增加 2cm。继续原方服用，加强肩部锻炼与保暖。

三诊：2014 年 10 月 15 日复诊，患者自诉现梳头不受影响，可做吊单杠等活动。甚是感谢毛老。毛老嘱患者多做康复锻炼，注意肩部保暖。

【按语】

毛老认为肩周炎主要致病因素为风寒之邪，侵袭经脉，使经脉气血凝滞，久之成瘀，治疗主要以温经散寒、益气、活血通脉为主，药物以温热为主，佐以补肝肾药物。方中当归、黄芪、白芍益气活血，木香、香附、川芎行气活血止痛，羌活、独活祛风胜湿止痛，威灵仙、桑寄生补肝肾强筋骨，木瓜利水消肿，桂枝重在温经散寒，诸药合用共收温经散寒、气行血活、通脉痛止之效。

案例十七　跖间神经瘤—Morton 趾

李某，女，37 岁。

初诊：患者于 2014 年 10 月 14 日以"左足第 3、4 跖骨间疼痛 3 天"来就诊。现病史：患者 3 天前无明显诱因出现左足第 3、4 跖骨间疼痛，行走疼痛加重。查体：足部无红肿热痛，第 3 趾蹼的跖骨间压痛，横向挤压，足趾背伸疼痛加重。

诊断：跖间神经瘤——Morton 趾。治疗：手术治疗：切除趾神经纤维瘤。采用手术切除治疗后，病人痊愈。

【按语】

毛老示：该病为门诊少见病。该病的发病机制：该神经由内侧及外侧跖神经组成，形成于第 3 趾总神经后 2～3cm。趾神经自足底急剧升至背侧，分为跖侧及背侧趾神经，此段趾神经相对固定，在横韧带前缘自然摩擦，刺激多，故易发生神经瘤。跖间神经瘤解剖图如下：

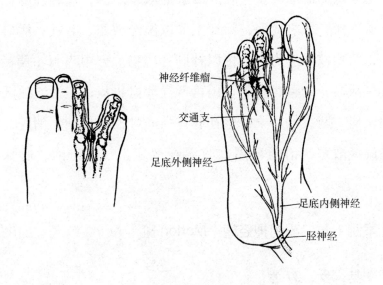

神经纤维瘤

交通支

足底外侧神经

足底内侧神经

胫神经

（1）

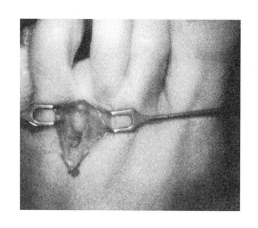

（2）

图 3－17 跖间神经瘤

案例十八 跟腱腱旁组织炎

庞某，男，37 岁。

初诊：患者于 2014 年 12 月 25 日以 "足跟部活动疼痛，屈伸受限 1 年余" 为主诉来就诊。现病史：患者 1 年前因从事单位的体育比赛活动，跑跳时用力过度，后逐渐出现足跟后部疼痛不适，尤其是刚活动时疼痛加重。后行休息、贴膏药等处理，症状反复发作。查体：踝关节屈伸活动受限，跟腱旁压痛阳性。毛老根据患者症状体征诊断：跟腱腱旁周围组织炎。

封闭治疗：醋酸泼尼松龙 12.5mg 加 1% 普鲁卡因 2ml 局部封闭，每周 1 次，2～3 周为 1 个疗程。建议患者避免足跟负重，注意踝关节保暖，并以缓慢屈伸踝关节锻炼为主。

二诊：2015 年 1 月 5 日复诊，患者经过严格卧床休息为主，并配合静力性锻炼后，患者下地活动后自感足跟部疼痛明显较前减轻。今继续封闭治疗一次，锻炼方法同前。

三诊：2015 年 1 月 13 日，毛老亲自电话复诊，患者自觉跟腱旁疼痛已基本缓解，自行下地活动锻炼，已无明显障碍。毛老建议继续保暖治疗，避免剧烈活动。

【按语】

毛老认为跟腱损伤主要有跟腱旁组织炎、跟后滑囊炎、跟腱断裂三种类型。其中跟腱闭合性断裂多系跑跳运动损伤，如翻筋斗、跳起投篮、跳远等，在跟腱有退行性变的基础上，外伤使跟腱撕裂，另外严重的腱周围炎和痛风等都可使跟腱变弱而断裂，以部分断裂多见；开放性断裂主要是由于利器直接损伤为主，以完全断裂多见。跟腱断裂检查局部肿胀、触痛，并能触摸到跟腱的连续性中断及凹陷，跖屈肌力减弱、Thompson 征阳性，由于小腿三头肌是踝关节跖屈作用的主要肌肉，但不是唯一屈肌，还有胫后肌、腓骨肌、跖屈肌也有协同作用，故跟腱断裂后，仍可做 30°跖屈活动，所以跟腱断裂后不是跖屈活动消失，而是跖屈力量减弱，非手术治疗适宜撕裂伤。跟后方有两个滑囊：一个位于皮肤与跟腱之间，称跟腱后滑囊；一个位于跟腱与跟骨后上角之间，称跟骨后滑囊，此两处滑囊均可因慢性创伤而致滑囊炎。跟后滑囊炎的发病主要原因与穿鞋过紧压迫摩擦，跟骨结节过于向后隆凸刺激或跑跳等过度提踵有关，在类风湿关节炎中，此滑囊亦可受累。主要症状为跟部疼痛及肿胀，如系跟腱后滑囊炎，则局部隆起更为明显。走路时疼痛加重，在跟腱附着点上方有压痛。跟后滑囊炎治疗一般采用适当的制动、减少压迫、热水浸泡及局部注射可的松药物。跟腱腱旁组织炎亦称跟腱腱鞘炎，跟腱被疏松的结缔组织或腱旁组织包绕，这种组织有利于跟腱的活动。在少见情况下，这些腱旁组织由于过分的摩擦，引起肌腱的变性，肌腱周围组织的充血、渗出、增生、粘连、变性等改变。这种炎症称为腱旁组织炎，比称腱鞘炎为好，因为该部位无真正的滑膜鞘。跟腱腱旁组织炎开始为局部在踏跳用力时疼痛，重者走路时疼痛，跟腱周围变粗，呈梭形变形，局部压痛，在踝关节伸屈时肌腱周围可触及到捻发音，令踝关节背伸后加阻力于足掌，再让患足跖屈，前者跟腱部位疼痛，即小腿三头肌抗阻力试验阳性。针对跟腱旁组织无菌性炎症，急性期以封闭治疗，后期以卧床休息静力性锻炼为主，并辅以手法捋顺跟腱，促进局部血液循环，解除粘连。

毛老认为滑膜炎与滑囊炎最主要的区别为：滑膜炎为包绕活动关节的内层滑膜遭受损伤和感染，滑膜血管扩张，血浆和细胞外渗，产生大量渗出液，同时滑膜细胞活跃，产生大量黏液素，而滑囊炎为无关节的骨突部滑膜与滑膜之间的炎性渗出而产生的病变。针对红肿热痛为主的症状可通过毛老的中医辨证验效方滑膜炎汤加减施治，对于疼痛较重，肿胀不明显的以封闭治疗为主。

案例十九 膝关节滑膜炎合并半月板损伤

肖某，女，70岁。

初诊：患者于2015年1月13日以"无明显诱因左膝关节疼

痛、肿胀、发热、活动受限40天，加重3小时"就诊。现病史：患者自诉40天前无明显诱因出现左膝关节疼痛肿胀、发热、活动受限，在家行封闭治疗（激素治疗）无效后，遂至涧西某院就诊。医院先行13天溶血栓治疗后转入骨科以"滑膜炎"大剂量寒凉中药治疗20天。出院后感左膝内侧疼痛肿胀加重，并伴左踝关节肿胀发热，今晨无明显诱因出现左膝关节疼痛加重，走路困难，为求进一步治疗，今日来我院住院。查体：左膝部、左踝部肿胀明显，未见明显内翻畸形，局部皮温稍高，左膝关节浮髌试验阳性，内外翻应力试验阴性，麦氏征阴性、抽屉试验及Lachman征阴性，双下肢末梢、感觉、运动正常。MRI显示髌上囊及关节腔内存在大量积液（图3-19），舌红绛，苔黄无津，脉弦数。毛老予以西医诊断：膝关节滑膜炎，中医诊断：膝痹病。证型：湿热蕴结，阴虚津亏。

处方：丹参30g，赤芍15g，生地20g，花粉15g，前胡12g，泽泻15g，当归12g，绵萆薢15g，忍冬藤20g，鸡血藤20g，威灵仙15g，薏苡仁40g，土茯苓40g，川牛膝12g，木瓜15g。

3剂。水煎服，日一剂，分两次温服，第三次药渣外敷。

二诊（2015年1月16日）：毛老查房，患者膝关节肿胀、疼痛、发热明显减轻，口干渴缓解，苔黄少津较前改善。原方有效，毛老建议继续原方服用4剂，使用方法同前。

三诊（2015年1月21日）：患者自行来门诊复查，患者膝关节不适及口干不适症状已基本缓解，患者舌苔、脉象已基本恢复正常，嘱患者出院后以股四头肌锻炼为主，避免膝关节负重锻炼。

患者于 2015 年 1 月 22 日出院。

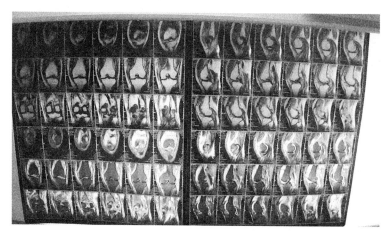

图 3-19　膝关节滑膜炎 MRI 片

【按语】

毛老查看患者得知患者膝关节症状反复发作难以消退有如下原因：①患者在其他医院治疗期间连续用激素 10 天余，剂量是每次 10mg，一天两次，出院后立即停药，导致上述症状较前加重。②查看患者在外院口服中药，发现大剂量的寒凉之药（大青叶 30g、败酱草 30g），苦寒药物本易伤胃气、化燥伤阴。而患者已年过七旬，且为阴虚体质，津液亏损较重，用药上以自己经验方滑膜炎汤为主，去金银花、败酱草，主以清热利湿、活血化瘀。加天花粉用其微寒、生津止渴之效，治热燥伤津，火热内蕴；加生地黄用其入血分之功，以清热凉血，用其甘寒质润之性，以生津止渴，二药共用既将气血两燔之热清除，又可养阴生津而制燥。

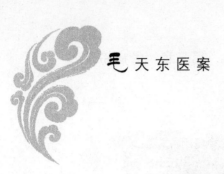
第四章 常用验方

一、活血灵汤

案例一 多发骨折后发热、腹胀

徐某某，男，42 岁。2008 年 3 月 3 日初诊。

初诊：患者以"摔伤腰部、双足部及左膝部肿痛，皮破血出、活动受限 5 天"为主诉来诊。患者自诉于 5 天前从高处跌下，摔伤腰部、双足部及左膝部肿痛，皮破血出、活动受限，无昏迷、呕吐。在当地县人民医院就医，拍 X 线片诊断为："①腰 3、5 压缩性骨折并不全瘫；②右跟骨、骶骨开放性粉碎性骨折；③左胫骨平台粉碎性骨折；④左踝关节粉碎性骨折"，右足部外伤经过清创缝合后，行石膏托外固定，经手法整复石膏托外固定。由于患者伤后发热，腹胀，大便干结，纳差，腰部疼痛，双下肢肿胀严重，为求进一步治疗，遂转往我院就医，由门诊检查后以"①腰 3、5 压缩性骨折并不全瘫；②右跟骨、骶骨开放性粉碎性骨折；③左胫骨平台粉碎性骨折；④左踝关节粉碎性骨折"收入院，现患者腰部、双足、右膝部仍肿痛、活动受限，病程中患者神志清，精神欠佳，纳差，睡眠正常，小便黄数，大便未解。舌质红舌苔薄黄而腻。诊其为：①腰3、5压缩性骨折并不全瘫；②右跟骨、骰骨开放性粉碎性骨折；③左胫骨平台粉碎性骨折；④左踝关节粉碎性骨折。现见患者体温升高，舌红苔黄脉数主热，脉弦主瘀、主痛，综观患者舌脉与症，本病证属骨断筋伤，督脉受损，气血瘀滞。治宜活血化瘀，行气止痛，泄热通便。拟方活血灵汤加减。处方：川断15g，木香6g，枳壳12g，威灵仙12g，当归15g，桃仁12g，红花12g，赤芍15g，大黄20g，芒硝30g，生姜20g，炒莱菔子20g。

水煎服，日1剂，连服3天。

二诊（2008年3月6日）：经过药物治疗，体温恢复正常，精神好转，二便通调，双侧足踝部肿胀已经明显消退，局部皮纹重新出现，局部疼痛减轻，患肢末梢血循、活动恢复良好。上药水煎服，日1剂。

三诊（2008年3月9日）：经过药物治疗，患者各项生命体征平稳，二便通畅，由于为多发性骨折，顺利进行多部位手术固定，术后恢复良好。

案例二 四肢骨折后肢体严重肿胀

李某某，女，24岁

初诊：2003年7月25日。

撞倒摔伤致右足部肿痛、活动受限3天。

患者 3 天前被撞倒从楼梯上摔下，致双足部疼痛难忍、肿胀、活动受限。无昏迷、呕吐、意识不清。由门诊检查后以"右侧内、外踝骨折，左侧跟骨骨折"收入院。现患者双足仍肿胀明显，疼痛难忍，活动受限，双足踝部皮纹消失，表皮光亮，有较多张力性水疱和瘀斑，病程中患者神志清，精神尚好，饮食睡眠正常，二便正常。舌质紫黯，舌苔薄黄。诊断其为右踝、左足损伤，证属骨断筋伤，气滞血瘀。治宜活血化瘀，行气止痛，利水消肿。拟方活血灵汤加减。处方：

川断 15g，木香 6g，枳壳 12g，威灵仙 12g，当归 15g，桃仁 12g，红花 12g，赤芍 15g，金银花 30g，连翘 30g，蒲公英 30g，紫花地丁 30g。水煎服，日一剂，连服 3 天。

二诊（2004 年 7 月 28 日）：患者局部肿胀疼痛的症状有所改善，双足部皮纹重现，瘀斑颜色变浅，二便通畅，舌质由紫黯转为黯红，脉象由细涩变为细脉，但由于局部损伤严重，瘀血尚未去除，骨折尚未恢复固定，舌脉仍有瘀滞之象，故续服中药 2 付，以活血化瘀，行气消肿，为改善局部软组织血循、减少并发症，完成最终治疗创造条件。

三诊（2004 年 7 月 30 日）：患者局部肿胀疼痛的症状已经明显改善，表现为双足踝部皮纹出现，瘀斑颜色变浅，二便通畅，但舌质脉象仍有瘀滞之象，故续服中药，以活血化瘀，行气消肿。

四诊（2004 年 8 月 1 日）：患者局部肿胀疼痛的症状已经基本消失，表现为双足踝部皮纹清晰，瘀斑颜色变浅，二便通畅，但由于局部损伤严重，骨折尚未复位固定，舌质脉象仍有瘀滞之象，故续服中药，以活血化瘀，行气消肿。进一步改善瘀滞之证。

五诊（2004 年 8 月 4 日）：抬高患肢，运用展筋酊局部外用，患者于伤后 8 天进行手术固定。预后良好，未出现并发症。

案例三 肋骨骨折后局部剧烈疼痛

杨某某，男，24 岁。

初诊：2009 年 5 月 2 日患者以"摔伤致右肋部肿胀、疼痛、活动受限 1 天"为主诉来诊。患者 1 天前滑倒摔伤致右肋部疼痛，休息 1 天后症状加重，疼痛明显，局部肿胀，局部皮肤青紫，活动受限。无昏迷、呕吐、意识不清。由门诊检查后以"右第 6、7、8 肋骨折合并少量气胸"收入院。现患者右肋部仍疼痛难忍，呼吸活动明显受限，局部肿胀，皮肤可见瘀斑，病程中患者神志清，精神差，饮食可，痛不能眠，小便可，大便未解。舌质紫黯，舌苔薄黄。诊断其为多发肋骨骨折，证属骨断筋伤，气滞血瘀。治宜活血化瘀，行气止痛。拟方活血灵汤合活血疏肝汤加减。处方：

柴胡 12g，黄芩 12g，大黄 15g，当归 12g，赤芍 12g，桃仁 12g，红花 10g，槟榔 15g，陈皮 6g，枳壳 10g，厚朴 10g 水煎服，日 1 剂，连服 5 天。

二诊（2009 年 5 月 6 日）：经过药物治疗，患者诉疼痛已明显减轻，精神好转，二便通调，局部肿胀已基本消退，局部皮肤青紫已明显减轻，患者可正常呼吸。可半卧而眠，上药水煎服，日 1 剂，服 5 天。

三诊（2009 年 5 月 14 日）：经过药物治疗，患者各项生命体征平稳，二便通畅，患者诉局部疼痛已基本消失，肿胀已完全消退，可正常呼吸，饮食及睡眠佳，二便可。继续口服接骨类药物，肋骨固定带固定。

【按语】

活血灵汤为毛天东老师经验方，原方组成为：当归 15g，赤芍 15g，桃仁 12g，红花 12g，木香 6g，枳壳 12g，川断 15g，威灵仙 12g。《普济方·折伤门》中说："血行脉中，贯于肉理，环周一身，因其机体外固，经髓内通，乃能流注不失其常。若因伤折，内动经络，血行之道不得宣通，瘀积不散，则为肿为痛，治宜除去恶瘀，使气血疏通则可复原也。"跌打损伤，气滞血瘀，脉络不通，不通则痛。且伤气必及血，伤血亦常导致气滞。故治以行气活血、祛瘀止痛之法。方中当归甘补辛散，苦泄温通，质润而腻，养血之中有活血之力能行血中之气，使血各归其经；红花辛甘而温其气香，辛香散行，甘温和畅，入心、肝经，走血分，故能行血散瘀；桃仁味苦甘而气平，苦能通降导下，甘能和畅气血，桃仁甘苦相合，故有通经导瘀、和血调经之效，为血瘀证要药。赤芍味辛苦而气微寒，入厥阴肝经，辛散瘀结，寒清血热，味苦降泻，以导瘀下行，故有凉血祛瘀、通经消肿之效。四药合用，同起活血化瘀作用，共为君药。木香辛苦温，其气芳香，入肝、肺、脾、大肠、膀胱经，性温通而行窜，长于行气导滞。枳壳助木香舒畅气机，同理血药配伍，能加强理血药的活血祛瘀止痛作用。川断补肝肾，续筋骨，活血疗伤，为伤科要药。威灵仙辛咸温，具辛散温通咸软之性，通行十二经络，功能祛风除湿，通络止痛。诸药合用，共奏行气活血、祛瘀止痛之功。

患者为直接暴力作用于受伤部位，导致骨断筋伤，气滞血瘀，骨为干，筋为刚，筋主束骨而利关节，现骨失去支撑，筋脉受损，则右下肢功能受限，骨折后瘀血停内，脉络受损，气机瘀滞，阻塞经络，不通则痛，营血离经，而成瘀血，瘀血为有形之邪，阻塞络道，瘀滞于肌肤腠理而出现肿胀，故出现足踝部肿胀疼痛，离经之血通过撕裂的肌膜及深筋膜，溢于皮下即成瘀斑，严重肿胀可出现张力性水疱，瘀血停聚，瘀血壅遏积聚，郁而发热，体温升高。舌质紫黯，脉细涩为气滞血瘀之象。

骨折患者早期骨断筋伤，往往有气滞血瘀及其衍生之症，治疗方案需针对病因病机，辨证施治。原方运用活血化瘀、行气止痛、利水消肿等药以减轻局部肿胀疼痛，促进肢体康复。若为胸腰椎损伤症见腹部胀满，大便闭塞者，可加大黄20g、芒硝30g、生姜20g、炒莱菔子20g。

若为四肢骨折症见红肿热痛、起水疱者，则可加金银花30g、连翘30g、公英30g、地丁30g、野菊花15g，辨证论治，随证加减。若为胸部损伤、肋骨骨折症见咳嗽、吐痰、转侧疼痛者，可加柴胡12g、黄芩12g、贝母15g、桑白皮20g。

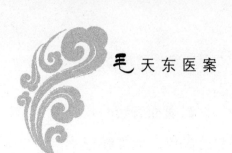

二、健骨汤

案例四　左股骨干骨折术后延迟愈合

周某某，男，33 岁。

初诊：2007 年 04 月 09 日以"撞伤左大腿术后疼痛、活动受限 5 月余"为主诉来诊。患者诉于 5 个月前车祸致伤左大腿，肿痛，活动受限，被送至当地院就医。经过检查，拍 X 线片后诊断为"左股骨中上段粉碎性骨折"，行手术切开复位、钢板螺钉钢丝内固定术，术后药物对症治疗（具体药物及剂量不详），切口愈合可，未给予石膏、支具等外固定。术后多次复查 X 线片示左股骨骨折未愈合，左下肢无力，不能下地行走负重，今来我院就医。患者神志清楚，精神欠佳，腹胀纳少，食少懒言，便溏肢倦。左大腿中上段外侧可见一 30cm 长纵行手术切口瘢痕，愈合良好。左大腿中上段轻度压痛，无明显骨异常活动，左下肢纵轴叩痛（＋）。左髋关节活动可，左膝关节活动范围：0°（伸）＜＝100°（屈）；左大腿肌肉萎缩，髌骨上缘上 15cm 周径较对侧短 3cm，左下末梢血液循环、感觉、运动正常。X 线片（2007 – 3 – 21 自带片）示：左股骨中上段陈旧性骨折，行股骨钢板螺钉内固定术后，内侧有多枚蝶形骨块经钢丝捆扎，骨折线清晰，骨折间隙增宽，局部无骨痂存在，骨折对位对线尚好。

患者为青年男性，由于损伤严重，骨折为粉碎性骨折，筋骨损伤，则左下肢功能受限，现已经病情发展为骨折愈合不良，究其原因，主要为肝肾不足，中焦生化无权，导致气血瘀滞，骨失荣养而成。骨折损伤早期，外界暴力导致局部骨断筋伤，气滞则血瘀，后又因手术损伤，骨折块的游离，骨膜剥离，导致筋骨不能正常愈合，后又由于患者长期卧床，久卧伤气，气虚则血行不畅，气血瘀滞，瘀不去则新不生，气为血之帅，气行则血行，精得以充，骨得以养，肝肾不足，髓海空虚是骨不愈合的重要因素，肝藏血，主疏泄，以疏泄气机，气机失调，精微输送受阻。肾藏精，主骨生髓，故肾虚精气不足，则髓生化之源不足，不能营养筋骨，出现骨折长期不愈合，骨折愈合缓慢，在治疗时，以治气为主，行气化瘀，疏气通络，益气养血，气顺血和，长期气滞，导致气血两虚，肝肾两亏，气血瘀阻，水湿停留，麻木肿胀，舌质淡白，舌苔薄白，舌体胖嫩而有齿痕，为肝肾不足，脾胃虚弱，气血亏损之象。本病为左股骨中上段骨不连，证属肝肾不足，脾胃虚弱，气血亏损。治宜益气健脾，补益肝肾，接骨续筋，拟健骨汤药加减。处方：川断 15g，骨碎补 15g，杜仲 12g，狗脊 15g，当归 12g，川牛膝 12g，三七 5g，鹿茸 1g，土鳖虫 10g，自然铜 10g，生黄芪 20g，山药 15g，茯苓 20g，白术 20g，党参 20g。水煎服，日 1 剂，连服 30 天。

二诊（2007 年 05 月 10 日）：气血亏虚症状改善，面色红润，语声洪亮。脾胃为后天之本，主四肢肌肉，为气血生化之源，肾主骨生髓，肝主筋，赖后天气血濡之。现气血充足，精血得濡，故见骨痂生长，齿痕消退，脉较初诊有力，均为药症相符之效。继续口服健骨汤 60 剂，以益气健脾，补益肝肾，接骨续筋。

三诊（2007 年 07 月 10 日）：药症相符，气血亏虚症状明显改善。继续口服健骨汤 30 剂，以益气健脾，补益肝肾，接骨续筋。

四诊（2007 年 08 月 10 日）：药症相符，但由于患者患病日久，病情错综复杂，大便仍溏薄，依据舌脉与症，本病仍属肝肾不足，脾胃虚弱，气血亏损。效不更方，继续口服健骨汤 10 剂，以益气健脾，补益肝肾，接骨续筋。

五诊（2007 年 08 月 20 日）：精神良好，无肢倦乏力表现，饮食睡眠良好，二便无异常，左下肢无肿胀，局部无压痛以及纵向叩击痛。影像检查：X 线片（河南省洛阳正骨医院，2007 - 08 - 20）示：左股骨中上段骨折，现局部骨折端内有骨痂形成，可见明显骨痂通过骨折线，骨折线已经模糊。继续口服药物巩固疗效。

案例五　前臂双骨折术后延迟愈合

魏某，男，24 岁。

初诊：2003 年 3 月 3 号以"右尺桡骨开放性骨折，桡骨钢板尺骨髓内钉固定术后 9 个月"为主诉入院，患者自诉于 9 个月前，车祸致右前臂疼痛、肿胀、出血，于当地县医院就诊，诊断为"右尺桡骨开放性骨折"，行手术切开复位、钢板螺钉及髓内钉内固定术，术后药物对症治疗（具体药物及剂量不详），切口愈合可，并给予上肢支具外固定。术后多次复查 X 线片示右尺桡骨骨折未愈合，有前臂无力，不能持重物，常有酸困感，今来我院就医。患者神志清楚，精神欠佳，食少懒言，便溏肢倦。右前臂中下段外侧可见一 15cm 长纵行手术切口瘢痕，愈合良好。查体见右前臂肌肉萎缩，右前臂中下段轻度压痛，桡骨骨折端有异常活动、压痛，尺骨骨折端未见明显异常活动，右前臂纵轴叩痛（＋）。右肘、腕关节活动可，压痛轻微，右前臂旋转功能受限，前臂旋转活动明显受限；右上肢末梢血液循环、感觉、运动正常。X 线片示：右尺桡骨中下段陈旧性骨折，行右桡骨钢板尺骨髓内钉内固定术后，尺骨骨痂外显，桡骨骨折线清晰，骨折间隙增宽，局部无骨痂存在，骨折对位对线尚好，折端硬化，髓腔封闭 ［图 4-5（1）］。

本病为右桡骨中下段骨不连，证属肝肾不足，脾胃虚弱，气血亏损。治宜益气健脾，滋补肝肾，接骨续筋，拟健骨汤药加减。处方：狗脊 15g，当归 12g，川牛膝 12g，川断 15g，骨碎补 15g，杜仲 12g，陈皮 10g，三七 5g，鹿茸 1g，土鳖虫 10g，自然铜 10g，生黄芪 20g，山药 15g，白术 20g，党参 20g，甘草 20g。水煎服，日 1 剂，连服 30 天。

二诊（2003 年 04 月 05 日）：经过药物治疗，现在脾胃虚弱症状已经改善，表现为二便可，饮食增加，睡眠可。脾胃为后天之本，主四肢肌肉，为气血生化之源，肾主骨生髓，肝主筋，皆赖后天气血濡之，现脾气得充，精血得濡，故骨折得以延续，故见骨痂生长，脉象较初诊有力，均为药症相符之效，继续口服健骨汤 30 剂以益气健脾，补益肝肾，接骨续筋。

三诊（2003 年 05 月 06 日）：服药 2 个月后，尺骨愈合，桡骨骨痂外显，骨质疏松有所改善［图 4 - 5（2）］；患者脾胃虚弱症状已基本改善，故减白术、陈皮，守上方，续服一个月。

四诊（2003 年 06 月 08 日）：服药 3 个月后，拔出尺骨髓内钉，桡骨骨折线模糊，患者带药回原籍；精神良好，无肢倦乏力表现，饮食睡眠良好，二便无异常，右前臂中下段无肿胀，局部无压痛以及纵向叩击痛。影像检查：X 线片示［图 4 - 5（3）］右桡骨中下段骨折钢板内固定术后，现局部骨折端内有已有骨痂形成，可见有明显骨痂通过骨折线，骨折线模糊。由于骨折愈合是瘀去、新生、骨合的过程，需要骨痂进一步生成、强化，肾主骨生髓，肝主筋，脾胃为气血生化之源，故仍需补肝肾、益气血、健脾胃，继续口服药物巩固疗效。

五诊（2003 年 10 月 10 日）：7 个月后复查右前臂旋转功能正常，X 线示髓腔已通，折线消失，骨小梁通过骨折线，骨折临床愈合［图 4 - 5（4）］。

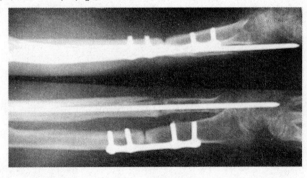

（1）

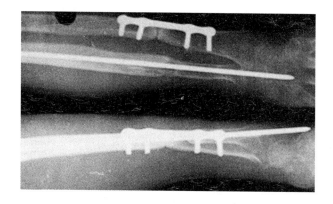

（2）

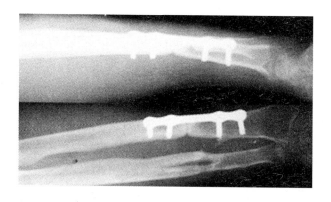

（3）

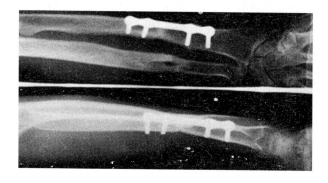

（4）

图4-5 前臂双骨折术后延迟愈合不同时间段的X线片

案例六 左胫腓骨双骨折术后延迟愈合

朱某，男，34 岁。

初诊：2004 年 4 月 10 号以"左胫腓骨双骨折胫骨植骨钢板内固定术后 3 个月"为主诉入院。查体左小腿肿胀不甚，骨折端压痛明显，足跟叩击痛阳性，可触及异常活动，X 线检查示折线清晰，但骨折端无明显硬化及髓腔闭塞［图 4-6（1）］，诊断为左胫腓骨延迟愈合。服药 1 个月后，骨痂生长明显，间隙变窄，可见桥梁骨痂。患者带药回原籍［图 4-6（2）］，服药 5 个月后拍 X 线片复查示骨折线消失，骨小梁通过骨折线，骨折达到骨性愈合［图 4-6（3）］。

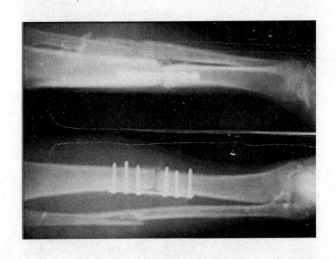

(1)

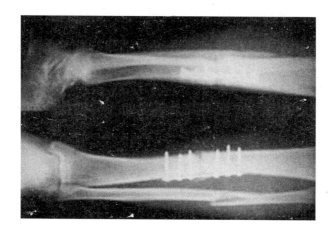

（2）

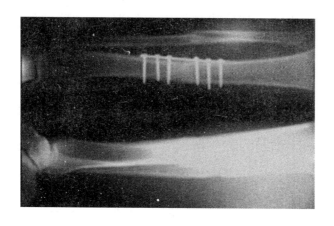

（3）

图 4-6 左胫腓骨双骨折术后延迟愈合不同时间段的 X 线片

【按语】

健骨汤是毛天东老师经验方，原方组成为川断 15g，骨碎补 15g，杜仲 12g，狗脊 15g，当归 12g，牛膝 15g，三七 5g，鹿茸 1g，土鳖虫 10g，自然铜 20g，黄芪 20g，山药 15g，茯苓 20g，白术 20g，党参 20g。其功用为补肾壮骨，益气健脾，活血化瘀。

中医学没有骨折延迟愈合的病名，一般本病可归属到"肾虚骨萎"范畴。《黄帝内经》曰：肾主骨生髓。《脾胃论·脾胃盛衰论》："大抵脾胃虚弱，阳气不能生长……则骨乏无力，是为骨萎，令人骨髓空虚，足不能履地。"毛老认为骨折延迟愈合、不愈合关键病因在于肾虚脾弱，兼有血瘀，故优选方药形成特制接骨丸处方。方中骨碎补性温味苦，苦能泻能燥，温能通能散，入肾补肾，补中有行，行中有补，有补肾壮骨、续伤止痛的功效；川断味苦、甘，微温，归肝、肾经，具有补肝肾、强筋骨、行血脉、疗伤续折之效；杜仲味甘微辛而气温，入肝、肾经，甘温补肝肾之阳，微辛和畅气血之滞，气血无滞则筋脉舒畅，肝肾阳复则筋骨自健，为平补肝肾、强壮筋骨之要药；鹿茸为血肉有情之品，生精补髓，其性温煦，专于补虚；枸杞滋养肝肾阴精并可防止温热太过，上诸药为君。辅以生芪、党参、白术、茯苓、山药益气健脾以补后天生化之源。佐以三七、煅自然铜、土鳖虫活血祛瘀生新。全方具有补肾益气健脾、活血祛瘀之功。主治：骨折中后期延迟愈合、不愈合。

对于健骨汤的临床应用要根据具体病症，随症加减，如合并频繁遗精者，乃肾虚精关不固，可配用固肾涩精剂如金锁固精丸，或知柏地黄丸加龙骨、牡蛎等；如为阴虚火旺者可用黄柏坚阴，知母泄热，平相火而保真阴，或同服六味地黄丸滋补肾阴，龟板、鳖甲、牡蛎滋阴潜阳；潮热，汗出，伴心悸，失眠，情绪不稳定，腰酸痛，舌红少苔，脉弦者可用当归、鸡血藤养血调血，浮小麦益气止汗，酸枣仁、栀子、夜交藤养心安神，清热除烦；若见耳鸣、耳聋可加磁石、五味子；视物不清可投枸杞子、菊花；气虚加大枣、太子参；阴亏亏虚可用鳖甲、黄精；阳弱加巴戟肉、乌贼骨。

中医学没有骨折延迟愈合的病名，一般认为本病应归属到"肾虚骨萎"范畴，故治疗也多从肾虚入手。《素问·宣明五气篇》曰："肾生骨髓""其充在肾"。《脾胃论·脾胃盛衰论》曰："大抵脾胃虚弱，阳气不能生长……则骨乏无力，是为骨萎，令人骨髓空虚，足不能履地。"骨折愈合有赖于营血滋养和肾阳蒸化，营血充足可提供愈合所需的各种物质，而久病必然耗伤肾精，肾虚则骨失其养；同时，由于四肢不健、运动减少，导致脾胃运化无力，水谷精微不能培育和充养肾中精气，故骨折延迟愈合或不愈合。毛老认为治疗骨折延迟愈合关键在于对"肾虚"的认识，而"肾虚"又与"脾虚"息息相关。通过补肾壮骨、益气健脾的中药，整体调理，脾肾兼顾，先后天相互资助、相互促进，则能达到加速骨折愈合的目的。

三、滑膜炎汤

案例七　左髋关节滑膜炎

李某，女，42岁。

初诊：患者于2004年3月25日以"左髋部酸困、疼痛伴左下肢跛行10天余"就诊。现病史：患者10天前无明显诱因出现左髋部酸困、疼痛伴左下肢跛行，休息后无缓解，到当地诱因拍MR后，诊断为髋关节滑膜炎。查体：髋关节呈屈曲位，左髋部叩击痛阳性，"4"字试验阳性，腹股沟压痛阳性。舌质淡红，苔滑，脉弦涩。毛老诊断：髋痹病；证型：痰湿阻滞证；治法：健脾利湿。

处方：丹参 30g，赤芍 15g，木瓜 15g，川牛膝 12g，泽泻 15g，土茯苓 30g，防己 12g，玉米 30g，白扁豆 30g，桑寄生 15g，绵萆薢 15g。

10 付。水煎服，日一剂，两次温服，第三次蘸药水溻渍髋部。

建议患者回家以卧床休息为主，最好配牵引带牵引。

二诊：10 天后复诊，患者自诉髋部疼痛不适感，明显减轻，查体："4"字试验弱阳性，叩击痛及压痛较前减轻。按原处方继续服用 15 付，服用方法同上，建议患者可行静力性的臀大肌、髂腰肌等锻炼。

案例八　膝关节滑膜炎

寇某，女，60 岁。

初诊：患者于 2013 年 1 月 8 日以"右膝关节肿胀、热痛 1 周"就诊。现病史：患者长期患有右膝关节骨关节炎，1 个月前劳累后加重，遂到附近医院治疗，予以右膝关节玻璃酸钠注射液腔内注射，每周 1 次，第 3 次注射后，右膝关节出现发热、肿胀、疼痛伴活动受限，休息后无缓解，来我院就诊。查体：膝关节肿胀，皮温较健侧明显升高，浮髌试验阳性。舌质红，苔黄腻，脉滑数。毛老诊断：膝痹病，证型：湿热壅盛证。

处方：丹参30g，赤芍15g，木瓜15g，牛膝12g，泽泻15g，土茯苓30g，薏苡仁30g，败酱草30g，绵萆薢15g，防己12g，玉米30g，白扁豆30g，桑寄生15g。

7付。水煎服，日一剂，两次温服，第3次蘸药水渌渍膝部。

二诊：7天后复诊，患者自诉膝部肿胀明显消退，屈伸膝关节无明显受限。查体：浮髌试验弱阳性，皮温较健侧稍显增高。按原处方继续服用7付，服用方法同上，建议患者避免上下楼梯、扭膝活动，可加强股四头肌锻炼。

案例九 痛风

陈某，男，43岁。

初诊：患者以"左侧踝关节、右侧膝关节肿胀疼痛2月余"为主诉就诊。现病史：患者自诉几年前无明显诱因出现左侧踝关节发热肿胀疼痛，到当地医院治疗，诊断为踝关节滑膜炎，予以输液、熏蒸治疗，肿胀等症状减轻。在这期间症状反复发作。今来我院就诊。查体：左脚踇趾第一跖趾关节、左踝关节、右膝关节肿胀、发热。踝关节MRI：有积液。平片示骨质无异常。实验室诊断：中性粒细胞7.5×10^9/L，中性粒细胞比率77.9%，血沉33mm/L，CRP 49.5mg/L，尿酸559μmol/L，肌酐102.4μmol/L。舌质红，苔黄腻，脉滑数。口干渴，心烦。毛老诊断为痹证（痛风），证型为湿热闭阻，治疗宜清热利湿，通络止痛。

治疗：①禁喝啤酒；②禁吃动物内脏，多食碱性食物（油菜、白菜、胡萝卜等黄绿色蔬菜）；③可适量运动，避免剧烈及长久活动；④滑膜炎汤；⑤肿节风分散片和氨酚双氢可待因片。

处方：丹参 30g，赤芍 15g，生地 15g，花粉 12g，木瓜 15g，牛膝 12g，泽泻 15g，土茯苓 30g，薏苡仁 30g，败酱草 30g，绵萆薢 15g，防己 12g，白扁豆 30g，桑寄生 15g。

7 付。水煎服，日一剂，两次温服，第 3 次蘸药水溻渍脚踝部。

二诊：患者诉第一跖趾关节、左踝关节、右膝关节肿胀较前减轻，发热已基本消失，原方去败酱草，继续服用 10 付，方法同前。

案例十 类风湿关节炎

杨某，女，43 岁。

初诊：患者于 2014 年 2 月以"双手近端指间关节持续肿胀疼痛 1 年余"为主诉来就诊。现病史：1 年前无明显诱因出现双手近端指间关节持续肿胀疼痛，晨起关节僵硬明显，活动 1 小时后稍有缓解，遇冷加重，休息后无缓解，到其他医院就诊，做相关检查：RF 为阳型，血沉及 C 反应蛋白较正常高；X 线：受累关节骨质疏松，有轻度的关节软骨破坏，关节周围软组织肿胀。服用药物稍有缓解。停药反复发作，今来我院就诊。查体：双手近端指间关节肿胀，皮温基本正常，略有向尺侧偏斜畸形，触压受累关节有压痛，指关节背伸轻度受限。舌质淡红，苔白，脉弦细。毛老诊断：痛痹（类风湿关节炎，中期）；治法：温经散寒，祛风除湿，兼补气血，益肝肾。处方：滑膜炎汤合独活寄生汤加减，并配合来氟米特片和草乌甲素胶丸。

处方：党参 30g，当归 12g，白芍 15g，独活 12g，防风 12g，土茯苓 15g，威灵仙 15g，木瓜 15g，鸡血藤 20g，细辛 4g，盐杜仲 12g，桑寄生 20g，桂枝 8g，川芎 12g，秦艽 12g。

10 付。水煎服，日一剂，分两次温服。

二诊：患者自诉上述症状较前减轻。查体：肿胀、压痛较前减轻。毛老嘱继续服 15 付中药，服用方法同前。嘱患者行受累关节最大限度的主动与被动运动锻炼，注意当被动锻炼时避免发生剧烈疼痛，主动锻炼时避免使之劳累。

三诊：2 个月后电话咨询患者，患者手部肿胀疼痛症状基本消失，在上一疗程吃完后，患者自行按原方服用 10 剂，现患者以自行锻炼和局部保暖治疗为主。

案例十一　下肢血栓性深静脉炎

杨某，女，45 岁。

患者以"左下肢肿胀、疼痛发热 1 周"为主诉就诊。现病史：患者 1 周前无明显诱因出现左下肢肿胀、疼痛发热，到当地医院行左下肢动静脉彩超检查，诊断为左下肢血栓性深静脉炎。治疗上予以华法林、阿司匹林配合丹参注射液等治疗，症状反复发作且症状逐渐加重，现感身热，口渴。既往有静脉曲张的病史。查体：左下肢静脉曲张伴肿胀、发热，皮肤焮红，患肢较健肢周径大约3cm。舌质暗红，苔黄腻，脉弦数。毛老诊断：脉痹（左下肢血栓性深静脉炎）；证型：湿热瘀滞证；治法：清热利湿，活血化瘀。滑膜炎汤加减：

处方：丹参30g，赤芍15g，玄参30g，花粉12g，枳壳12g，金银花50g，牛膝12g，泽泻15g，土茯苓30g，薏苡仁30g，败酱草30g，绵萆薢15g，防己12g，白扁豆30g，桑寄生15g。

10付。水煎服，日一剂，两次温服，第三次溻渍患肢。

毛老按照"外科之法，最重外治"、"外治之理即内治之理，外治之药，即内治之药，所异者法耳，医理药理无二，而法则神奇变幻"，建议患者每付中药口服后的第3煎，用药渣蘸药水外敷患肢。

二诊：患者自诉左下肢肿胀疼痛、发热明显减轻，肿胀较前缩小2cm，按原方去败酱草加黄芪30g，再服10剂，使用方法同前。建议：患者仰卧位，抬高下肢45°~60°，每次20~30分钟，然后两足下垂床沿4~5分钟，同时患肢向下、上、内、外等方向运动10次，再将下肢平放4~5分钟，每日运动3次。

三诊：患者左下肢肿胀及疼痛基本缓解。毛老建议患者加强患肢的锻炼，可考虑长期穿静脉循环压力袜，对病程进展有一定的作用。

案例十二　膝关节滑膜炎关节镜术后

李某，男，20岁。

初诊：患者于2014年4月23日以"左膝关节滑膜炎术后1年"来就诊。患者于2013年4月因工作久站后，第2天出现左膝关节肿胀、发热。遂到洛阳市某医院就诊，经过 MR 等相关检查，诊断为滑膜皱襞综合征，做了关节镜微创，行滑膜皱襞电刨削、半月板修复、后交叉韧带修复。术后患者肿胀无缓解。随后各地诊治，肿胀无明显改善。今日来我科门诊就诊。患者关节肿胀明显，皮温增高，屈伸明显受限，不能下蹲。舌质红，苔腻，脉弦滑。诊断：膝痹病。证型：湿热壅盛证。治法：清热利湿，活血消肿。滑膜炎汤加减。

处方：丹参 30g，赤芍 15g，当归 12g，鸡血藤 20g，忍冬藤 15g，川牛膝 12g，泽泻 15g，土茯苓 30g，薏苡仁 30g，败酱草 30g，绵萆薢 15g，防己 12g，白扁豆 30g，桑寄生 15g，木瓜 15g。

7 付。水煎服，日一剂，两次温服，第三次溻渍患肢。

建议患者勿做膝关节负重活动，连服滑膜炎汤 30 付，并配合口服盐酸氨基葡萄糖片 2 个月后，患者膝关节肿胀基本消退，浮髌试验弱，患者可做屈膝及下蹲活动。

复诊：患者 2014 年 7 月 23 日复诊，主诉易出汗，活动后加重。舌质淡红，苔白，脉浮细。考虑长期卧床休息，易致气血虚弱，且服大量寒凉药物易伤阳气，考虑为卫气虚出汗。予滑膜炎汤合玉屏风散加减。

处方：北沙参 30g，黄芪 40g，麦冬 15g，牛膝 12g，泽泻 12g，防风 12g，赤芍 15g，白术 15g，醋五味子 8g，薏苡仁 30g，白扁豆 30g，忍冬藤 20g，鸡血藤 20g，丹参 30g。

7 付。水煎服，日一剂，两次温服。

三诊：患者 2014 年 7 月 31 日来复诊，患者自汗症状好转。

现患者肿胀明显消退，下蹲无明显受限。毛老建议后期主要行股四头肌的锻炼。

【按语】

毛老示：滑膜炎是一种涉及多关节的较常见的疾病，其发病部位主要在膝关节，属中医"痹证"范畴，近来滑膜炎的治法呈多样化。西医手术治疗创伤大、花费高，保守治疗则多用激素、非甾体类抗炎镇痛药、封闭抽吸等，虽有一定疗效，但副作用较多，并且易反弹。自拟的滑膜炎汤主要治疗因滑膜病变而引起的红、肿、热、痛伴关节活动受限，其病机是外伤或长期劳损导致血脉受损，血瘀气滞，津液留滞，加之正气亏虚、风寒湿邪侵袭关节致关节肿胀疼痛，其发生发展与血瘀气滞、水湿停聚、湿邪内侵、肝肾亏虚有密切关系，活血祛瘀、补气补血、利水祛湿、健脾益肝肾是滑膜炎的基本治法。

滑膜富含血管和感觉神经末梢，血液循环丰富，表面有滑膜细胞分泌滑液可保持关节软骨面润滑，为关节软骨提供营养，并扩散关节运动时产生的热量。其病理表现为滑膜血管扩张、充血，产生大量渗出液，同时滑膜细胞活跃，产生大量黏液素，关节积液或滑囊积液导致关节疼痛、肿胀、活动受限。若失治误治则易转为慢性，表现为滑膜粘连肥厚、软骨变性等，关节肿胀日久难消，甚则肌肉萎缩，严重影响关节功能。按照中医理论，初期多为创伤致瘀血内阻，水湿流注关节，后期因邪气久滞，导致邪盛正衰，寒湿内阻，肝肾亏虚。

毛老根据"诸湿肿满，皆属于脾"和"热则寒之"、"虚则补之"的治疗大法，自拟滑膜炎汤。本方君臣佐使齐备，可称之为"大方"。方中君药有二：丹参活血祛瘀，凉血消痛。土茯苓解毒除湿，强筋骨利关节。臣药有五：鸡血藤行血补血，有瘀则行，血虚则补。全当归取其活血之功用（归身补血、归尾破血）。赤芍取其清热凉血之力。此三味助君药丹参活血祛瘀之功能。生苡仁利水渗湿，下身湿热最宜用之。泽泻、金银花、连翘利湿、清热、解毒。此四味以加强君药土茯苓之功效。佐药：桑寄生祛风湿、补肝肾、强筋骨，舒筋活络，通利关节。木瓜味酸柔肝，有舒筋活络之功效。此二味能够协助君臣药治疗"关节不利"之兼症。使药：牛膝为少阴、厥阴之药，性下行。怀牛膝以补肝肾见长；川牛膝以活血祛瘀见长。本方用川牛膝意在协助君药活血祛瘀，且能引诸药下行以达病所。加减：本方为膝关节滑膜炎之通用方，若皮温高，积液多时，土茯苓、生薏仁可加大用量至60g，亦可酌加公英、大青叶。若肿胀不甚，皮温正常，小腿有浮肿者，可加生薏仁30g、茯苓30g、仙灵脾15g。若阴虚发热者去败酱草、大青叶，加生地15g、花粉12g。若疼痛较甚，瘀滞明显者加枳壳15g或木香9g。以上诸药，标本兼顾，祛邪不伤正，扶正不留邪，寓散寒除湿于补肾健脾之中，组方严谨，配伍得当，临床效果好。

早期膝部肿胀严重，湿热重热偏盛者，毛老主张上方用药要加大土茯苓用量，同时根据"热得寒则清，瘀得辛则散，癥得苦则消"加入辛苦微寒的败酱草。改善后，可去金银花、连翘，常加入舒筋活络的忍冬滕和鸡血藤。对于膝关节滑膜炎容易复发、缠绵难愈的特点，毛老通过大量临床病例总结出治疗复发的散剂疗法，认为"汤者，荡也，急病用之；散者，缓也，慢病用之"。对于滑膜炎急性期必须应用汤剂控制并治愈临床症状，临床症状消失，对于本病并非痊愈的标志，保证症状不复发方为治愈的铁标准。临床症状消失后，继续运用中药散剂进行巩固性治疗，应用散剂一则较经济方便，免除了中药煎煮麻烦，二则定时定量给药，保证人体内部药物治疗作用的稳定性和持久性。同时临床症状的消失，患者的湿热症状得到控制，湿热已不是疾病的主要矛盾，恢复脾脏运化水湿功能已成为治疗的关键，所以原方去金银花、连翘，加入健脾益气之品，以收全功。除儿童急性期石膏固定或牵引期间外，患者在服用汤药时可利用药渣再煎汤外洗热敷患部。通过热效应和药物的直接作用。加速患部肿胀消退并可充分利用药材，减少患者费用。

毛天东老师认为，"动静互补"也是本病预防和治疗重要内容。早期应局部充分休息，以利于炎症消退，对于儿童，自制力差，应石膏固定，在静止的同时主要指导进行股四头肌等长收缩活动，待症状消失后，可进行适当的户外运动，运动具有增强体质、恢复功能、促进康复、提高疗效、预防复发等作用。通过科学的运动，达到运行气血、疏通经络，调节整体功能，加速代谢过程，促进炎性渗出物的进一步吸收。而且运动可有效地调节肌肉张力，提高肌纤维合成酶的活性，从而使肌纤维增粗，收缩力加强，对于有效地防治肌肉萎缩、关节僵硬、功能与形态退变、恢复肢体功能具有积极意义。且局部的运动可使内服药物充分发挥其治疗作用，而药物的作用又可使运动的效能得以提高和巩固。

四、壮腰汤

案例十三 腰椎间盘突出合并椎管狭窄

刘某，男，58 岁。

初诊：患者于 2013 年 10 月 23 日以"腰部疼痛伴左侧臀部及左下肢麻木 3 年余"为主诉就诊。现病史：患者 3 年前开车劳累后出现腰部疼痛及左下肢麻木，休息后稍有减轻，上述症状反复发作，到当地医院诊治，通过 CT 等检查，诊断为腰椎间盘突出，治疗上予以针灸、按摩等治疗，症状时轻时重。近日患者自觉走路 200 米左右后腿部酸困疼痛不适，今为求进一步治疗来我院就诊。查体：腰椎生理曲度减小，腰部肌肉触之僵硬，$L_4 - L_5$ 棘突旁压痛，叩击痛及麻木向左下肢外侧放射，腰部后伸症状加重，直腿抬高试验阳性，加强试验阳性。舌质暗，苔白，脉弦滑。毛老通过查看患者腰椎 CT 及症状体征，诊断：腰痹病（腰椎间盘突出症合并腰椎管狭窄）。证属肾精不足，气滞血瘀。治宜补益肾精，活血化瘀。

处方：川断 15g，骨碎补 15g，五加皮 15g，杜仲 12g，泽兰 12g，牛膝 12g，补骨脂 12g，女贞子 15g，狗脊 15g，木香 6g，枳壳 12g，西茴香 10g。

10 付。水煎服，日 1 剂，分两次温服。

二诊（2013 年 11 月 4 日）：服药 10 剂，腰及左下肢疼痛症状基本缓解，压痛点疼痛也明显减轻。依据效不更方的原则，继服 7 剂以巩固疗效。

三诊（2013 年 11 月 12 日）：诸症皆消，舌脉如平，气血已通，可从事日常生活、工作，2 个月后电话回访患者症状无复发。

案例十四　腰背肌筋膜炎

李某，男，45 岁。

初诊：患者于 2014 年 3 月 24 日以"腰背部酸困僵硬不适 1 年余"为主诉就诊。现病史：患者 1 年前踢完足球后在草地上躺着休息，后出现腰背部沉紧僵硬伴酸困不适，阴雨天气加重。到当地医院按背肌筋膜炎服用非甾体抗炎药治疗，效果不明显。今来我院就诊。查体：腰背肌肉触之僵硬，弯腰酸困不适，直腿抬高试验阴性，拍 X 线片示腰椎序列正常，腰椎间盘及骨质均未见明显异常。舌质暗，苔白腻，脉沉迟。诊断：痹证（腰背肌筋膜炎）。证属寒湿闭阻。治法：散寒除湿，温筋通络，兼补益肝肾。方为壮腰汤加减。

处方：川断 15g，骨碎补 15g，五加皮 15g，杜仲 12g，泽兰 12g，牛膝 12g，补骨脂 12g，女贞子 15g，狗脊 15g，干姜 9g，枳壳 12g，西茴香 10g。

7 付。水煎服，日 1 剂，分两次温服。

二诊（2014 年 4 月 2 日）：服药 7 剂，腰背部酸困僵硬不适基本缓解。依据效不更方的原则，继服 7 剂以巩固疗效。

三诊（2014 年 4 月 10 日）：诸症皆消，舌脉如平，气血已通，可从事日常生活、工作，2 个月后电话回访患者症状无复发。建议患者开始进行俯卧位背伸锻炼或仰卧位架桥锻炼法。每天早晚各做 1 次，持续 3~6 个月。

【按语】

毛老认为该方主要作用为补益肝肾，行气活血止痛，针对肝肾亏虚及气滞血瘀型的慢性腰痛（腰椎间盘突出、椎管狭窄）有显效。慢性腰腿痛的发生与肝肾亏虚有密切关系。肝藏血、主筋，肾藏精、主骨。肝血亏虚则筋失所养，不能"束骨利节"，可致腰部稳定性降低。肾精充足则骨骼坚强有力，肾精亏虚则不能生髓充骨，而发生退行性改变。《素问·脉要精微论》云："腰者，肾之府，转摇不能，肾将惫矣。"肝肾亏虚，筋骨不坚，腰椎活动不灵活，且不耐劳作，易受外界因素的影响，如长期过度腰部伸屈活动，或跌仆、闪扭，均可导致腰背部筋骨受损，出现气血瘀积，经络阻滞的病理状态而发生腰背疼痛。年老体虚、卫外不固，风寒湿热之邪可乘虚而入，邪阻经络，气血运行不畅；肾虚气化失常，影响津液的正常运行输布，水不正化而变为痰湿之邪，停滞于腰背经络，进而影响气血运行，可形成痰瘀互阻的病理状态。总之毛老认为正虚邪实乃本病的病机关键。肝肾不足、气血亏虚是发病的内因，痰、瘀及风寒湿邪闭阻经络是其外因。内外因相互作用，从而导致本病的发生。治疗时根据虚实夹杂的特点，在补益肝肾的基础上，辅以祛风湿，行气活血等治疗。

毛老示："筋喜温而恶寒"，除热痹（少见）外，均宜加用助阳之品，此即筋喜温之故。方中杜仲味甘微辛而气温，入肝、肾经，甘温补肝肾之阳，微辛和畅气血之滞，气血无滞则筋脉舒畅，肝肾阳复则筋骨自建。川断甘苦微温，入肝、肾经，与杜仲同用，共起补肝肾、壮筋骨之效。杜仲补肾能力强，川断调肝功效著。五加皮味辛甘而气温，并有芳香之气，既能外散风湿之邪，又能温补肝肾阳气。风湿除，则痹痛自止；肝肾阳复，则筋骨自健。故为祛风湿、疗痹痛、强筋骨、起萎弱之要药。三药共为君药。狗脊苦甘温，入肝、肾经。功能补肝肾，强筋骨，除风湿，为肝肾虚而受风湿所致腰膝酸痛，足软无力之要药。补骨脂辛苦大温，以气为用，故为补肾壮阳主药，能振阳以化阴，补肾而固脱，益命门真火而温运脾阳。骨碎补补肾壮骨。三药共为臣药。女贞子甘苦气寒，入肝、肾经，功能滋补肝肾，乌发明目，能泻肝肾之火，益肝肾之阴，辅助诸药补益肝肾。经络阻滞，不通则痛，则以桃仁、泽兰活血破瘀利水。茴香、枳壳、木香温中散寒，理气止痛。牛膝味苦而甘，善下行，通而能补，为通经破瘀、引血下行、补益肝肾、通利关节的要药，为使药。诸药合用，共奏补益肝肾、理气止痛之功。加减化裁：闪腰扭伤大便干者加大白 15g、大黄 30g、生姜 30g；痛甚则加延胡索；腰痛连及腿麻木者加全蝎、僵蚕以通经除风。

五、跟痛方

案例十五 跟骨骨刺

张某，男，76 岁。

初诊：患者于 2003 年 5 月 15 日以"双足跟疼痛麻木，时轻时重 10 余年"为主诉就诊。现病史：患者 10 年前无明显诱因出现双足跟疼痛麻木，时轻时重，经多方治疗效不佳，近半年来加重，行走困难，不能站立。查体：双足跟尖部压痛明显，微肿，局部皮温不高。舌质暗红，苔白，脉弦。X 线摄片示：双跟骨后下缘有明显骨刺形成。诊断：跟痛症（跟骨骨刺）。证属肝肾亏虚，寒湿凝滞。治法：补肝肾，益气血，散寒湿，温筋脉。中药内服外浸。

内服方：熟地 20g，菟丝子 10g，当归 15g，骨碎补 30g，川牛膝 30g，续断 15g，杜仲 15g，五加皮 10g，千年健 10g。

外洗方：生川草乌各 20g，透骨草 30g，威灵仙 30g，艾叶 30g，伸筋草 30g，徐长卿 30g，王不留行 30g，牛膝 30g，三棱 30g，莪术 30g，加水 1000ml，陈酒 250ml，煎开后加樟脑再煎 10 分钟，先煎后洗再泡脚，3 次/日，每次 1～2 小时，每剂药用 2 天，10 天为 1 个疗程，治疗期间，不下冷水，不负重远行。在中药熏洗的同时，建议患者平时穿软底鞋或在患足内放置海绵垫以减少局部压迫。急性期宜休息，减少承重所致的疼痛。经用上方治疗 1 个疗程，症状好转，能短距离行走；又巩固治疗 1 个疗程，诸症消失，行走自如，复查 X 线摄片示：双跟骨后下缘骨刺变小；随访 1 年未复发。

【按语】

毛老认为跟痛症的发生与跟骨骨刺没有直接的关系，与跟骨周围软组织的变性有直接联系，例如有的跟痛症患者的跟骨跖面无"骨刺"，也有的病例有骨刺也有跟痛，但经保守疗法治愈后，骨刺仍在，但跟痛消失。按病理上讲，跟骨骨刺的形成可能与周围软组织的炎性病变，反复刺激形成，也可能与跟骨周围软骨细胞的退变有关。跟痛症属中医学"骨萎"范畴，多发于中老年人，毛老认为肾虚是跟骨骨刺发病之本，寒湿侵袭是病之标。中老年人由于肝肾亏虚，精血不足，筋骨失养，营卫虚损，腠理不密；或复感风寒湿邪，或慢性劳损，导致经络气血运行受阻，足跟部气血循行不畅，筋脉拘挛，骨节病变。而脉络不畅，故不荣则痛，不通则痛。治应补肾活血，散风寒祛湿通络为主。在中医用药治疗上，毛老遵循着"内外兼治""筋骨平衡""整体辨证"的原则，通过中药的内服兼外浸，不但可以使人体整体的气血和调、筋骨强壮，而且可以促进局部筋脉柔畅。

内服方中以熟地黄、当归养血活血，填精益髓；续断、骨碎补、杜仲、牛膝补益肝肾，温养筋脉；千年健、五加皮祛风湿，强筋骨。诸药合用，共奏补益肝肾、养血、祛风通络止痛之功。正合"通则不痛""荣则不痛"之说。配合中药熏洗可使药力直达病所，散寒除湿，舒筋活血，通络止痛，起到"通则不痛"之效，使局部筋骨得养，气血调和，经脉舒畅，加酒是为引经药；加醋取其软坚散结，消除骨刺之功；药煎好后加樟脑以加强走窜通络之功。内外合用，标本兼顾，故能取得较好疗效。

六、硬瘫丸

案例十六　颈5椎体骨折脱位并脊髓损伤

秦某，男，49岁。

初诊：患者于2013年1月21日驾驶三轮车在矿洞内工作时，头右部撞击洞壁后出现头面部皮破血出，颈部疼痛，双手疼痛麻木无力，左上肢上举无力，否认当时有昏迷、呕吐、大小便失禁。被送至当地医院经检查后诊断为"颈5椎体骨折脱位并神经损伤"，行颈部佩戴颈托固定、输液等治疗1个月后，无明显好转，后上述症状逐渐加重，患者为求进一步诊治，前来我院就诊，经门诊检查后以"颈椎骨折脱位并脊髓损伤"为诊断收入我科，受伤以来，患者纳差，睡眠差，未解大便，小便正常。查体：脊柱生理弯曲存在，颈部中段棘突有压痛，局部可触及台阶感。双上肢自肩部至手腕皮肤触痛觉减退，双手痛觉过敏。躯干及双下肢感觉无明显减退。双上肢肌张力正常，双下肢肌张力增高。上肢肌力：肩关节外展肌力（左3，右4），伸肘肌（左3，右4），屈肘肌（左4，右4），伸腕肌（左3，右4），中指屈曲肌（左3，右4），小指外展肌（左3，右4），双手握力3级。下肢肌力：屈髋肌（左5，右5），伸膝肌（左4，右4），踝背伸肌（左5，右5），长伸趾肌（左5，右5），踝跖屈肌（左5，右5）。双侧直腿抬高试验阴性，加强试验阴性。双侧肱二头肌（＋＋＋）、肱三头肌肌腱反射（＋＋＋），双侧桡骨膜反射（＋＋＋）。腹壁反射存在。提睾反射消失。双侧膝腱反射（＋＋＋）、跟腱反射（＋＋＋），双侧霍夫曼征阴性。髌阵挛左侧阳性，右侧阴性，踝阵挛阴性。双侧巴氏征弱阳性，鞍区感觉正常。舌质黯，苔白，脉弦。通过颈椎CT及症状、体征，诊断：骨折病（颈5椎体骨折脱位并脊髓损伤）。证属气滞血瘀，督脉受损。治宜活血化瘀，通督理气。

处方：党参20g，黄芪20g，当归12g，白芍15g，甘草6g，乌梅12g，阿胶15g，龟板15g，鳖甲15g，女贞子12g，五味子10g，牛膝12g，全蝎8g，蜈蚣4条，地龙10g，伸筋草15g。

15付。水煎服，日1剂，分两次温服。

二诊（2013年03月05日）：服药15剂，双手痛觉过敏症状稍缓解，四肢肌张力亢进体征稍减轻，双侧肱二头肌（＋＋）、肱三头肌肌腱反射（＋＋），双侧桡骨膜反射（＋＋），双侧膝腱反射（＋＋）、跟腱反射（＋＋）。依据效不更方的原则，继服70剂以巩固疗效。

三诊（2013年5月21日）：服药70剂，双上肢自肩部至手腕皮肤感觉基本恢复正常，双手痛觉过敏症状明显缓解，肢肌张力亢进体征进一步减轻，右侧肱二头肌（＋）、左侧肱二头肌（＋＋），双侧肱三头肌肌腱反射（＋），双侧桡骨膜反射（＋），右侧膝腱反射（＋＋），左侧膝腱反射（＋），双侧跟腱反射（＋）。舌脉如平，气血已通，日常生活可自理，继续功能锻炼。

案例十七　颈椎管狭窄并颈髓损伤

杨某，男，54 岁。

初诊：患者于 2002 年 07 月 27 日 22 时 30 分许在孟津县白鹤镇同事家从约 4 米高房顶摔下，出现躯干四肢感觉麻木，双腕关节远端无感觉运动，当时无昏迷及恶心、呕吐等其他伴随症状，急来我院就诊，经急诊科检查后以"颈髓损伤"为诊断收入我科，患病以来，患者未进饮食，无大小便。查体：脊柱生理弯曲存在，颈 5、6、7 椎体棘突有压痛及叩击痛，双侧臂丛牵拉试验阴性。躯干自乳头平面以下感觉麻木，双肩关节以下感觉麻木，双腕关节以远无感觉运动。双上肢肌张力亢进，双下肢肌张力亢进。上肢肌力：伸肘肌（左 5，右 5），屈肘肌（左 5，右 5），伸腕肌（左 3，右 3），中指屈曲肌（左 0，右 0），小指外展肌（左 0，右 0）。双手握力 0 级。下肢肌力：屈髂肌（左 4，右 4），伸膝肌（左 4，右 4），踝背伸肌（左 4，右 4），长伸趾肌（左 4，右 4），踝跖屈肌（左 4，右 4）。双侧直腿抬高试验阴性，加强试验阴性。双侧肱二头肌、肱三头肌肌腱反射亢进，双侧桡骨膜反射亢进。腹壁反射存在。双侧膝腱反射、跟腱反射亢进；霍夫曼征阴性。髌阵挛阴性，踝阵挛阴性。巴氏征阴性，鞍区感觉正常。舌质暗，苔白，脉弦涩。通过颈椎 MRI 及症状体征，诊断：骨伤科病（颈椎管狭窄并颈髓损伤）。证属气滞血瘀，督脉受损。

治宜活血化瘀，通督理气。

处方：党参20g，黄芪20g，当归12g，白芍15g，甘草6g，乌梅12g，阿胶15g，龟板15g，鳖甲15g，女贞子12g，五味子10g，牛膝12g，全蝎8g，蜈蚣4条，地龙10g，伸筋草15g，天花粉9g。

14付。水煎服，日1剂，分两次温服。

二诊（2002年08月10日）：服药14剂，躯干自乳头平面以下感觉麻木症状稍缓解，双肩关节以下感觉麻木稍缓解，双腕关节远端有轻微触觉出现，无运动。四肢肌张力亢进体征稍减轻，依据效不更方的原则，继服42剂以巩固疗效。

三诊（2002年09月26日）：服药42剂，躯干自乳头平面以下感觉麻木症状进一步缓解，双肩关节以下感觉麻木稍缓解，双腕关节远端有出现轻微触觉，并可检查到肌肉收缩，四肢肌张力亢进体征进一步减轻，舌脉如平，气血已通，双手不能持物、穿衣，余日常生活基本可自理，继续功能锻炼。

【按语】

瘫痪是指随意运动功能减低或丧失，是神经系统的常见症状之一，是由于运动神经元和周围神经的病变造成骨骼肌活动障碍。其中，上述功能完全丧失者，称完全性截瘫，还有部分功能存在的，称不完全性截瘫。痉挛性瘫痪即硬瘫，又称上运动神经元瘫、中枢性瘫痪。因其瘫痪肢体肌张力增高而得名。其特点为：患肢肌张力增高、腱反射亢进、浅反射减弱或消失，出现病理反射，无肌肉萎缩或肌束震颤，但长期瘫痪后可出现失用性肌萎缩。上运动神经元损伤后，早期为弛缓性瘫痪，约 3～4 周后，逐渐转为痉挛性瘫痪，即硬瘫。现代西医学除在脊髓损伤的急性期可采用手术治疗外，对本病症尚无理想的方法。本病症是重要的难治病之一。

本方所用硬瘫丸主治脊柱损伤，双下肢激惹性抽搐。

本方主要功效为补益气血、滋养肝肾、解痉通络。主治创伤截瘫中期、恢复期出现的痉挛性瘫痪，又名硬瘫，早期出现硬瘫症状者亦可用之，依据适用证和功效，命名为硬瘫丸。

脊柱骨折、骨折脱位、合并截瘫，初期不论作何治疗，若中期出现硬瘫就预示病情严重，迁延难愈，由于伤后早期督伤络阻，气滞血瘀，迁延日久，气血亏虚，体质衰弱，导致肝肾阴虚，由于筋脉失养，血虚风动，临床表现头晕目眩，肢体麻木，关节不利，两下肢不时有激惹性抽搐痉挛，且皮肤干燥，小便不利，大便干结，脉弦细，舌红少苔。方中党参、黄芪、当归补气血，扶正气，固本元为君药；白芍、五味子、乌梅之酸，会甘草之甘以滋养阴液，缓柔筋脉之急为臣药，龟板、鳖甲、女贞子、阿胶滋阴潜阳、全蝎、蜈蚣、地龙平肝息风以解痉挛为佐药，牛膝、伸筋草活络舒筋引血下行为使药。该方用于临床，效果满意。

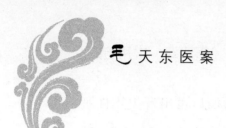

七、软瘫愈丸

案例十八　腰1椎体骨折、椎管狭窄并脊髓损伤

郭某，女，29岁。

初诊：患者自诉于2004年06月05日在自家高约3m的房顶晒衣服时，脚踩空摔下，当即腰部疼痛，双下肢麻木，不能活动，无昏迷、恶心、呕吐等。被送往宜阳县人民医院救治，经CT检查后示：腰椎爆裂性骨折，建议转上级医院进一步诊治并给予对症治疗（具体治疗不详）。现特来我院求进一步诊治，经急诊阅片及查体后以"腰1椎体压缩性骨折"为诊断收住。入院时，神志清，精神可，大小便未解。查体：脊柱胸腰段后凸畸形，约在$T_{12}-L_1$棘突间压痛、叩击痛明显，无明显放射痛。腰部活动受限，双大腿中上段水平面以下及双小腿皮肤感觉减退，双大腿下段内侧、膝关节上方及外下方皮肤浅感觉敏感。双上肢肌力感觉正常，双下肢肌力：屈髋肌（左0，右0），伸膝肌（左1+，右1），踝背伸肌（左0，右0），长伸趾肌（左0，右0），踝跖屈肌（左0，右0）。双侧膝腱反射、跟腱反射消失，髌阵挛及踝阵挛阴性。鞍区感觉消失，肛门反射消失。病理征阴性。舌质黯，苔白，脉弦滑。通过腰椎CT及症状体征，诊断：骨折病（腰1椎体骨折、椎管狭窄并脊髓损伤）。证属气滞血瘀。治宜活血化瘀理气，治疗拟方软瘫愈丸加减。

处方：党参 20g，黄芪 20g，当归 15g，三七 5g，炮姜 4g，肉桂 4g，白芥子 10g，独活 10g，狗脊 15g，菟丝子 12g，补骨脂 15g，川续断 15g，淫羊藿 15g，穿山甲 8g，牛膝 12g，地龙 4g，川芎 6g。

20 付。水煎服，日 1 剂，分两次温服。

二诊（2004 年 06 月 25 日）：服药 10 剂，双大腿下段内侧、膝关节上方及外下方皮肤浅感觉敏感症状稍缓解，双下肢肌张力减弱体征稍减轻，双下肢腱反射消失。依据效不更方的原则，继服 64 剂以巩固疗效。

三诊（2004 年 09 月 05 日）：服药 64 剂，双大腿下段内侧、膝关节上方及外下方皮肤浅感觉敏感症状明显改善，双大腿中上段水平面以下及双小腿皮肤感觉有所恢复，双下肢部分肌力有一定程度恢复：屈髋肌（左 1，右 0），伸膝肌（左 2，右 1 +），踝背伸肌（左 1，右 0），长伸趾肌（左 0，右 0），踝跖屈肌（左 1，右 0）。肌张力进一步改善。舌脉如平，气血已通，继续功能锻炼，促进神经功能恢复。

案例十九 胸 12、腰 1 椎体骨折并双下肢不全瘫术后

陈某，女，60 岁。

初诊：患者自诉于 2005 年 06 月 09 日上午 9 时许，由约 2 米高处摔下，当即感觉腰部疼痛、活动受限，双下肢感觉麻痛、无运动，急往当地医院检查后诊断为"胸 12、腰 1 椎体骨折并不全瘫"，遂于急诊下行"胸腰椎后路切开减压内固定术"。现患者

为术后 3 月余，术后症状无明显好转，尚遗留严重的神经功能障碍，今为进一步治疗，促进术后恢复，转来我院，经门诊以"胸12、腰 1 椎体骨折并不全瘫"为诊断收入我科，入院后患者神志清、精神可，留置导尿，大便正常。查体：胸腰部活动受限，后凸畸形，胸腰段无压痛、叩击痛，可见一长约 12cm 的已愈合手术瘢痕，腰部肌肉紧张，双侧腹股沟平面以下感觉麻木疼痛，双侧髂腰肌肌力 2 级，余肌力 0 级，肛门反射（+），膝腱、跟腱反射减弱，病理反射未引出。舌质暗，舌体胖大，苔白，脉弦滑。通过胸腰椎 CT 及症状体征，诊断：骨折病术后（胸 12、腰1 椎体骨折并双下肢不全瘫术后）。证属脾肾阳虚，经脉痹阻。治宜补脾益肾，舒经通络，治疗拟方软瘫愈丸加减。

处方：党参 20g，黄芪 20g，当归 15g，三七 5g，炮姜 4g，肉桂 4g，白芥子 10g，独活 10g，狗脊 15g，菟丝子 12g，补骨脂15g，川续断 15g，淫羊藿 15g，穿山甲 8g，牛膝 12g，地龙 4g，制附子 3g。

10 付。水煎服，日 1 剂，分两次温服。

二诊（2005 年 06 月 20）：服药 10 剂，双侧腹股沟平面以下感觉麻木疼痛症状稍缓解，双下肢部分肌力有一定程度恢复：屈髂肌（左 2，右 2），伸膝肌（左 0，右 0），踝背伸肌（左 0，右0），长伸趾肌（左 0，右 0），踝跖屈肌（左 1，右 0），双下肢腱反射消失。依据效不更方的原则，继服 74 剂以巩固疗效。

三诊（2005 年 09 月 10 日）：服药 74 剂，双侧腹股沟平面以下感觉麻木疼痛症状基本改善，双下肢部分肌力有一定程度恢复：屈髋肌（左3，右2＋），伸膝肌（左0，右0），踝背伸肌（左1，右0），长伸趾肌（左1＋，右0），踝跖屈肌（左1＋，右1），双下肢腱反射减弱。舌脉如平，气血已通，继续功能锻炼，促进神经功能恢复。

【按语】

软瘫又称迟缓性瘫痪、下运动神经元瘫痪、周围性瘫痪。其特点为：瘫痪肌肉的肌张力降低、腱反射减弱或消失（下运动神经元损伤使单突触牵张反射中断），肌萎缩早期（约数周）出现前脚细胞的肌营养作用障碍，可见肌束震颤，无病理反射。软瘫是由于脊柱骨折脱位，督伤络阻，加之患者长期卧床，气血失养，体质渐衰，故见脏腑功能失调，病变百出。若表现为肝肾亏虚，则用硬瘫愈丸治之，表现为脾肾阳虚，则用本方治之。软瘫患者多体质虚弱，面色黄白，身困乏力，气短懒言，四肢发凉，肌肉萎缩，或有下肢浮肿，屈伸不能，且有食欲不振，大便稀溏，小便潴留不畅或失禁淋沥不尽；舌淡红，苔薄白，脉细缓无力，治宜用软瘫愈丸。本方以"阳和汤"化裁而来。方中党参、黄芪、当归、三七补气血、扶正气、调阴阳，而三七又有化瘀止痛之功，共为君药；淫羊藿、菟丝子、狗脊益肝肾，强腰脊，补督脉，以壮肾阳为主，炮姜、肉桂温补脾阳，白芥子、独活取其辛阳发散为佐；穿山甲、川牛膝通经活络，引诸药下行直达病所为使。该方用于临床，效果满意。

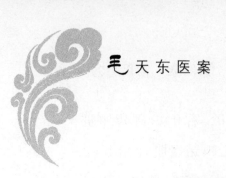

第五章 人文思想

一、小病大治，不应该

案例一 腓骨骨折

陆某，男，52 岁。

初诊：患者于 2007 年 7 月 18 日以"跌倒致小腿部肿胀、疼痛 3 天"就诊。现病史：患者 3 天前不慎从自行车上跌落，致右腓骨下 1/3 处骨折。今来我院就诊，某科医生建议切开复位内固定治疗。患者自觉能行走，不愿手术，找毛老咨询。毛老予以石膏固定，并服用接骨药物，两月后复诊。

二诊：2 个月后复诊，拆除石膏，拍 X 线片示骨折已经全部愈合。

案例二 左肱骨髁上骨折

杨某，女，4 岁。

初诊：患儿于 2007 年 7 月 24 日以"左肘跌伤 3 小时"就

诊。现病史：患儿3小时前不小心跌伤致左肘部疼痛肿胀，在铁路医院拍X线片诊断为左肱骨髁上骨折，随来我院骨科门诊就治，门诊医生建议CT检查，并先石膏固定，待肿胀消退后行手术内固定治疗。患儿家属不愿手术治疗，找到毛老咨询。查体：局部微肿，患儿能屈伸活动，肘后及两侧有压痛。看片：左肘关节无明显骨折。毛老建议非手术治疗，予以活血止痛药物内服，外敷膏药即可，建议半个月后复查。患儿母亲甚是高兴。

二诊：半月后，患儿肘部已无明显肿胀疼痛，压痛消失，活动自如。

案例三 肱骨大结节撕脱骨折

伍某，男，43岁。

初诊：患者于2014年7月26日以"摔伤致肩部肿胀疼痛伴活动受限3天"为主诉来就诊。现病史：患者3天前不慎从高处跌落，肩部着地，后感觉肩部疼痛、肿胀伴外展明显受限，遂到当地医院就诊，拍X线片诊断"肱骨大结节骨折"，建议手术治疗，患者思想压力较大，经人介绍找毛老治疗。查体：肩顶部肿胀有瘀斑，局部压痛，肩关节外展功能丧失，可稍感骨擦音。诊断："肱骨大节结移位骨折"。

治疗：毛老建议传统手法复位治疗。患者坐位，患肢外展。毛老站于患侧，一手持患肢上臂固定，另收拇、食指推按骨折块向前复位。复位后予痛康贴贴于患处，行腕颈带悬吊6周，在此期间可行握拳，屈伸腕关节锻炼。

二诊（2014 年 8 月 20 日）：查体：肩顶部压痛基本消失，可行无痛性上举活动治疗，可以上举到 80 度，拍 X 线片示（图 5 -1）：肱骨大结节撕脱骨折，骨块未见明显游离。建议继续服用盐酸氨基葡萄糖片。可行肩关节功能锻炼，避免负重。

三诊（2014 年 10 月 5 日）：患者自行打电话咨询毛老，自诉肩部活动已基本恢复，活动量大以后稍感肩部酸困不适。毛老建议加强肩袖的功能锻炼。

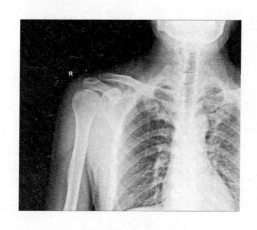

图 5 -1 肱骨大结节撕脱骨折 X 线片

案例四 尺、桡骨干双骨折

孟绍宗，男，48 岁。

初诊：患者 2014 年 9 月 16 日以"外伤致前臂肿胀、疼痛伴活动受限 7 天"为主诉来就诊。现病史：患者于 2014 年 9 月 9 日工作时不慎受伤，致左前臂肿胀畸形。至当地卫生院就诊，拍 X 线片示尺桡骨双骨折 [图 5 -4（1）、图 5 -4（2）]，建议手术治疗，患者因对手术治疗思想压力大，专程来医院寻访毛老。查体：局部肿胀，压痛明显，活动受限，伤侧手肿胀较甚，五指呈半屈状，功能障碍，但温度感觉存在。毛老分析影像资料，认为尺桡骨位移不大，骨折线在同水平面上，两骨间隙完好，茬形骨属于稳定性骨折，将来不会影响旋转功能，无须手术治疗，只需夹板固定，三角巾悬吊，前臂放在中立位即可。因患者左手指屈伸不利，考虑受伤已7日，因活动过少而导致，并非是缺血性挛缩，遂嘱在承受能力的范围内尽量活动手指。

二诊（2015年10月15日）：患者诉前臂无疼痛感，全手指可屈伸活动，接近正常，手指有脱皮现象。拍X线片示 [图5-2（3）、图5-2（4）]：骨折线稍显模糊，有少量骨痂。嘱患者继续固定治疗并做握拳动作练习。

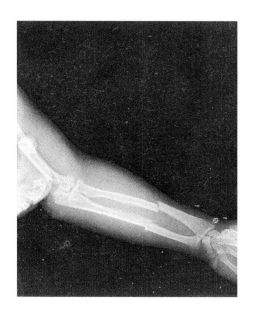

（1）

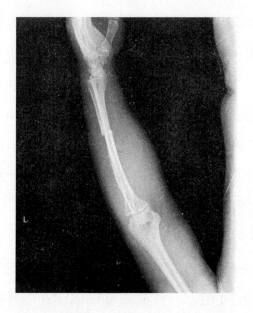

（2）

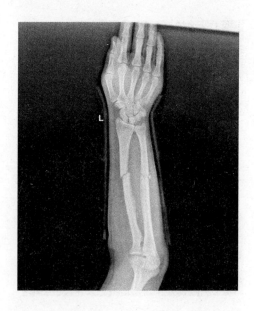

（3）

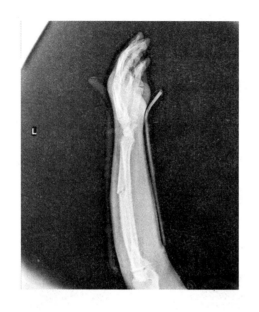

（4）

图 5-2　尺、桡骨干双骨折不同时间段的 X 线片

案例五　锁骨外端骨折

张某，男，42 岁。

初诊：患者于 2014 年 12 月 4 日以"摔伤肩部致肿胀、疼痛活动受限 3 月余"为主诉来就诊。现病史：患者 3 个月前在工地上不慎从高处坠落，当即昏迷，到当地医院进行抢救，主要予以头部、胸部手术处理，半月后患者生命体征平稳后，患者自觉右臂抬举受限，昨日来我院就诊，拍 X 线片示［图 5-3 （1）］：右锁骨外端骨折，MRI［图 5-3 （2）］示关节炎，冈上肌肌腱损伤，骨挫伤，医生建议手术治疗。患者思想压力大。查体：患者

自行托住患肢，头向患侧偏斜，锁骨外端稍感压痛。治疗：由于患者早期缺乏制动，所以近3个月骨折端骨折线仍然存在，骨痂量少，毛老建议予以肩锁骨定带治疗，肩部制动，可行腕、肘关节的屈伸功能锻炼，3周后复查。

二诊（2014年12月25日）：拍X线片［图5-3（3）］示折端下部骨折线模糊。查体：局部压痛缓解，患者可外展80°，探摸对肩稍差并感到三角肌酸困不适。嘱患者可行肩部外展及旋转运动。

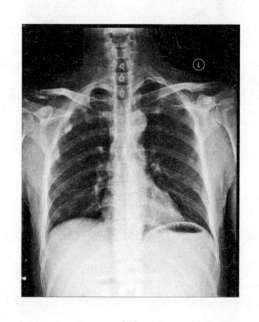

（1）

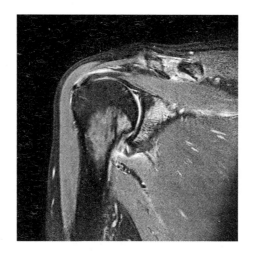

（2）

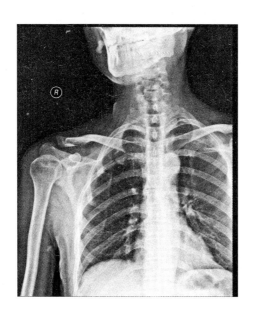

（3）

图 5-3　锁骨外端骨折不同时间段的 X 线片

【按语】

在这三五则案例中，共同点是：患者均由外伤而致骨折，诊断明确，患者的初诊医生均建议手术治疗，而毛老均行非手术治疗，既体现了传统治疗方法的"效""简""短"优点，也使患者同样达到了预期治疗目的，且消除了患者对手术的恐惧之感，减轻了经济负担。

毛老认为：随着国民经济的快速发展和人们生活水平的不断提高，医患关系也在悄然发生着变化。就医院来说，原来单一强调的救死扶伤发扬革命的人道主义，现在还得考虑"知识论、价值观"问题。这就使得医患关系变得更复杂。对患者来说，如骨伤患者经济条件好就要求解剖复位，对于经济条件差的，只要手术不遗留严重的毛病就行。现实社会还是低收入者占多数。不能否认某些医生为了经济利益的诱惑扩大了手术治疗的范围。甚至无移位骨折，可以完全用传统的方法处理，却要行切开内固定。个别医生还罔顾事实，说些危言耸听的话，来吓唬患者。这更是违背了中国医生"健康所系，性命相托"的誓言。在治疗方面毛老始终贯穿着"先中后西""能中不西""中西结合"理念，也坚信正骨手法仍然有它的适用范围，不可能完全被手术所取代，因为在临床上它不但具有鲜明的诊疗特色和极高的应用价值，而且占据着独特的学术地位。

二、过度治疗，效果难料

案例六　股骨干多次手术导致骨不连

湛某，男，13 岁。

初诊：患者于 1999 年 10 月以"股骨骨折术后骨不连 4 年余"为主诉来就诊。现病史：患者 1995 年 9 岁时遭遇车祸，致左股骨干闭合性骨折，在湖北某医院行开放髓内针固定，1 个月后下床活动，未使用外固定，半年后骨折端内侧愈合，外侧无骨痂，用电针治疗半年，内侧折端已吸收。1996 年仍在该医院，拔出髓内针，改用加压钢板固定，又半年整个骨折端吸收成锥状，螺钉松动退出，骨折端成角畸形。到北京治疗，1997 年到北京某大医院治疗，该院认为是手术导致的骨不愈合，选用外固定架克氏针侵入治疗，又过半年骨折端继续吸收，且出现成角。1998 年在北京某大医院又改用髓内针固定加固定植骨，谁知半年后折端又吸收，且蔓延到上下骨干，骨质疏松更加严重，至此北京该医院无招可用，并向患者家属解释为脆骨病特异体质。毛老询问家长并无脆骨病的家族史，其主要原因应该是多次手术造成的结果，对于第一次手术后，骨已一半愈合，再行治疗，也应该是局部植骨，保持外固定，完全有可能使折端愈合，而不应拔出髓内钉，改用加压钢板，而导致不可收拾的后果。

案例七　右肱骨下段骨折术后不愈合

1. 高某，男，48 岁。

初诊：患者以"右肱骨下段加压钢板固定 1 年余"为主诉来就诊。现病史：患者 1 年前外伤致右肱骨下段骨折，在当地卫生院就诊，建议手术治疗，认为手术钢板牢固，遂请上级手术医生做手术，术后未行外固定制动。患者回家后自觉不疼后就负重工作。近期拍 X 线片发现：螺钉已退出，折端成角，折线清晰，无骨痂，折端锥形样改变。毛老诊断为右肱骨下段骨折术后不愈合。

2. 王某，男，26 岁。

初诊：患者以"左肱骨下段加压钢板固定 5 月余"就诊。现病史：患者 5 个月前外伤致左肱骨下段骨折，在当地卫生院就诊，当地医生认为刚受伤，肿胀还不明显，建议马上手术治疗，术后小夹板固定 3 个月后，去复诊，拍完片示骨折线清晰，但医生建议赶紧行肘、肩关节活动，且医生认为可以负重。又过 1 个月后拍 X 线片发现：骨折线仍然清晰。今来我院就诊，拍 X 线片示折端未硬化，无骨痂形成，骨折线清晰。毛老诊断：左肱骨下段骨折术后迟延愈合。

毛老认为就手术本身，折端移位未超过 1/2，轴线尚可，完全可以直接夹板超肘固定；就已做手术而言，术后未严格制动是造成骨不愈合的主要原因。

案例八 股骨闭合性骨折术后再次骨折

赵某，男，36 岁。

初诊：患者于 2012 年 12 月 26 日以"股骨骨折术后 22 个月"来就诊。现病史：患者于 2010 年 2 月份外伤致股骨干闭合性骨折，在当地医院行切开钢板内固定治疗，为矫正畸形，加压固定，术后用石膏保型固定，后出现成角。当患者按医生说的时间来取出内固定物，拍 X 线片示内骨痂软，无外骨痂，医生仍然予患者行内固定取出术，术后患者下床后动，出现再次骨折。毛老认为折端成角畸形及过早拆内固定是导致骨折再次发生的主要原因。骨痂的形成与否，是判断折端是否稳定的金标准。

案例九 桡骨干骨折不愈合

陆某，男，28 岁。

初诊：患者于 2014 年 12 月 11 日以"右侧桡骨骨折术后不愈合 7 月余"来就诊。现病史：患者自诉今年 5 月份在工地施工，不慎摔伤致右侧前臂肿胀活动受限，到当地医院拍 X 线片诊断为右侧桡骨横断骨折，在当地医院行内固定及夹板固定治疗，1 个月后患者感觉前臂无任何不适，未拍 X 线片检查，自行去夹板活动，5 个月后出现酸困不适，到当地医院拍 X 线片示骨折线清晰，无骨痂形成，断端无硬化，钢板部分断裂。7 个月后经人介绍，今来找毛老治疗。拍 X 线片［图 5-4（1）、图 5-4（2）］后显示骨折断端已经硬化，形成假关节。毛老建议手术治疗，保守已无意义。

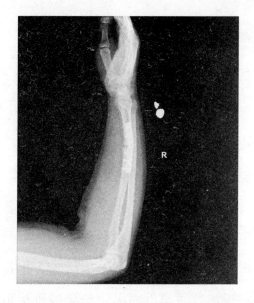

（1）

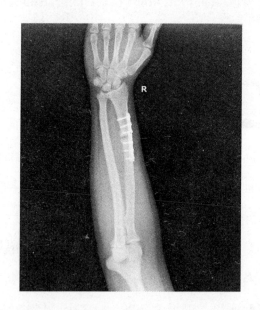

（2）

图 5-4　桡骨干骨折不愈合 X 线片

【按语】

毛老认为：对于长骨干骨折，尤其是儿童型的闭合性骨折，不宜使用手术方法，并且手术次数越多，骨折越难愈合，而中医正骨复位手法应是最可靠的治疗手段，即使是对位较差，但只要保持轴位线好，仍不会出现功能障碍。如果切开内固定，必须配合足够的时间、牢固的外固定，才能保证骨折愈合。

针对股骨干骨折手术治疗失败主要原因有内固定材料选择不当、手术操作不规范、内固定材料本身质量不佳及重复利用、钢板对应侧存在的骨缺、术后功能锻炼欠妥、运动过度与再损伤。目前，带锁髓内钉固定已成为股骨骨折的首选治疗方法，与钢板螺钉及外固定架等固定相比优势明显。远端锁钉放置 1 枚还是 2 枚，目前仍有争论。毛老认为有许多临床医生针对股骨骨折选择单锁固定（动力型固定）还是双锁固定（静力型固定）不是很明确，这样会造成骨折断端的迟延愈合或不愈合。在临床实践和实验中，都证实横断骨折静力型固定能够提供足够轴向和旋转稳定性。由于折端的有效接触面积较大，折端吸收部分载荷，有部分加压作用。但同时由于产生主钉与锁钉间剪力而出现应力遮挡，折端缺乏足够的应力刺激，所以术后易于出现骨折延迟愈合甚至不愈合等并发症；载荷部分被锁钉吸收，产生剪力，虽不至于急性断钉，但术后若早期随意负重行走，由于主钉与锁钉间的不断切割，当剪力达到一定程度超过锁钉金属的疲劳极限，将发生锁钉疲劳性断裂，所以静力型固定后，在骨折愈合和去除有关的锁钉"动力化"之前，负重是有害的，不宜早期负重。横断骨折动力型固定后负重，在克服钉骨摩擦力后，主钉在髓腔中滑动，锁钉在长圆形锁孔中滑动，锁钉与主钉间无剪力产生，因而不产生应力遮挡，并无断钉的风险。此时，负载被骨折断端吸收，载荷完全转化为折端间加压应力，因而促进骨折愈合，且远端圆孔改为长圆形，锁定范围变宽。减小锁定难度，增大非透视下锁定把握，从而减少术中医患双方的辐射损伤。在临床中，毛老认为股骨中上段横断骨折梅花针固定能达到稳定固定，无退钉、肢体短缩等危险。而针对股骨粉碎性及斜行骨折，应在远端放置锁钉固定，以增强折端的轴向和旋转稳定性。

毛老认为单纯桡骨骨折，断端移位不超过1/2，骨间膜存在，可不进行任何治疗，只需外固定治疗，以后功能不会有任何受限；如果做了手术，则需外固定3个月以上，以拍X线片和骨折愈合情况为依据，判断是否去外固定，当有骨痂形成，间隙模糊，可去外固定，行功能锻炼。当骨折线完全消失，可去内固定。一般3个月无骨痂为迟延愈合，半年以上无骨痂为不愈合。

以上患者出现这种不良的后果很大一部分原因是医生造成的：首先这4例骨折夹板固定治疗即可，医生没有严格按照手术的适应证却强烈建议患者行手术治疗；其次未将患者功能锻炼注意事项告诉患者，而过分依赖内固定的稳固性，致使患者早期超负荷锻炼；再次患者去不去夹板，仅靠自己的经验，而不是结合影像学的诊断。最终形成断端假关节，造成更加困难的治疗。

毛老认为，作为一位医务工作者，首先对待所有的患者应不分贫富贵贱，一律平等；其次急患者之所急，想患者之所想，不图金钱名利，只求患者幸福安康；再次严格要求自己，不断探索学习，以求使用科学、简便有效、患者痛苦最少的方法来解除患者病痛；最后将毕生的心法绝技毫无保留地传于后人，使后人少走弯路。

下面这首毛老写的诗，是对自己作为医务工作者思想的真实写照。

> 济世活人读岐黄，志在继承与发扬。
>
> 宏观一体为根本，微观兼蓄是特长。
>
> 临床不负工农望，操弧有年腰脊伤。
>
> 荣辱随缘自在过，一袭贫女做嫁妆。

三、病家谋益，解烦痛

案例十 膝关节骨关节炎

孙某，男，66 岁。

初诊：患者于 2014 年 12 月 9 日以"双膝关节反复疼痛伴活动受限 20 余年"来就诊。现病史：患者自诉长期在工地上从事蹲起、久站工作，20 年来，常感觉双膝关节酸困不适，劳累后加重，未引起重视，后逐渐出现膝关节活动疼痛，跛行，上下楼梯"打软腿"，蹲起困难等症状，身体其他方面良好。近一年到多家医院就诊，医生均建议手术治疗，未予特殊处理。今来就诊，查体：双膝关节皮温稍高，外侧压痛阳性，浮髌试验弱阳性，内侧半月板回旋挤压试验阳性。X 线片［图 5 - 5（1）、图 5 - 5（2）］示：关节后侧可见游离骨块，内侧关节间隙变窄，骨质增生。治疗予以上膝关节保护具。

处方：氨酚双氢可待因片 2 片/次，2 次/天；桃仁膝康丸（院内制剂）1 片/次，2 次/天；盐酸氨基葡萄糖片 1 片/次，2 次/天。30 天一疗程。嘱患者减少动力性膝关节负重活动，在床上做静止性的股四头肌锻炼。

二诊（2015 年 1 月 8 日）：患者自诉膝关节疼痛基本消失，在肢具的帮助下，可以做蹲起动作，可自行上下楼梯，甚是高兴。治疗上继续予以桃仁膝康丸与盐酸氨基葡萄糖片治疗。建议患者减少膝关节的活动，继续加强膝关节周围肌肉静力性锻炼。

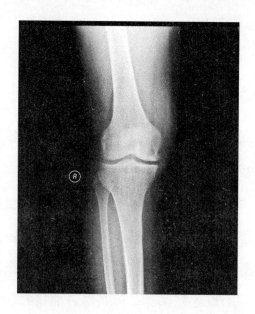

（1）

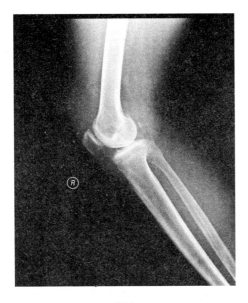

（2）

图 5 –5　膝关节骨关节炎 X 线片

【按语】

在门诊，经常会遇到 45 岁以上的骨关节炎的中老年患者，以农村患者居多，主要是由于长期体力劳作引起。这些患者往往会有共同的思想特点：在家里闲不住，总是忍着疼痛靠自己的劳作来减轻儿女的负担，并体现自己的价值；其次手术费用高，不想为家庭造成经济负担；四处求医，要么建议手术治疗，并将非手术治疗的方法完全否定，要么就是不规范化的治疗，导致症状反复发作或是引起其他脏器的不适，造成患者消极的心态。

在治疗骨关节炎方面毛老始终贯彻"整体辨证""筋骨并重""内外兼治""动静结合"的思想。面对患者消极的心理，毛老首先是鼓励患者积极面对生活，乐观地接受疾病，如果能够正确地认识疾病，每天能够用正确的方式去减轻病痛，这何尝不是一件成功乃至快乐的事，将自己的身体照顾好是对家庭乃至国家最大的贡献；其次会鼓励子女理解父母"逞强"的心态，能够像爱护自己小孩一样来呵护父母的身心健康。

案例十一 强直性脊柱炎

汪某，男，12 岁。

初诊：患者于 2014 年 7 月 5 日以"腰骶部酸困、疼痛不适 3 月余"为主诉就诊。现病史：患者自诉几年前出现过腹股沟内侧、膝关节、踝关节、髋关节疼痛，未予重视，3 个月前，出现腰背酸困，后上述关节也出现了疼痛不适，遂到郑州、洛阳等医院进行救治，试验检查：B27 阴性，血沉、类风湿因子均正常，抗"O"阳性，MR：髋关节积液及滑膜增生。查体：俯卧位按压及叩击脊柱棘突、骶髂关节，患者出现酸困不适，并发现肌肉弹性降低，背伸活动尚可，仰卧位检查：双侧"4"字试验阳性，左踝关节皮温稍高，挺腹试验阴性，手指触摸脚尖距离增大。诊断为强直性脊柱炎早期。医嘱：①避免潮湿环境。②忌冷水洗澡，出汗吹空调、风扇。③天阴变化及时增加衣服保暖。④养成早起做腰背部的锻炼，平时多参加户外活动，防止韧带、骨骼的粘连。⑤疼痛发作服药，缓解后可停药，以中成药及非甾体药物为主，忌激素及毒性较大药物治疗。⑥饮食上不要偏咸，可适度饮酒。

处方：顽痹清胶囊 1 粒/次，2 次/天；草乌甲素胶丸 1 粒/次，2 次/天。30 天一疗程。

二诊：1 个月后患者电话复诊，患者自诉腰背部及各关节疼痛基本消失，自行加强体育锻炼，腰部活动度较前增加。毛老建议继续保暖锻炼为主，可以暂停药物。

【按语】

毛老对强直性脊柱炎的认识：晨僵和休息后疼痛不能缓解以及活动后缓解、脊柱棘突按压酸困不适是强直性脊柱炎早期重要的临床症状。骶髂关节检查和指地距离具有较高的阳性率。骶髂关节检查法在强直性脊柱炎的诊断，特别是早期初步诊断中起着不可替代的重要作用。风湿五项检查中，血沉及 C 反应蛋白在强直性脊柱炎的诊断中具有较高的临床价值。HLA－B27 是迄今为止与 AS 关联最强的基因，其遗传贡献率达到 23.3%，大约 80% 的 B27 阳性者并不发生 AS，以及大约 10% 的 AS 患者为 B27 阴性，这提示还有其他因素参与发病，如肠道炎症。不同种族和地区的人携带 HLA－B27 阳性率的差异很大，这可能直接导致他们患病率和发病率的差异。我国 AS 的年龄分布与国外大致相同，发病高峰 15～35 岁，平均发病年龄 25 岁左右，男性平均发病年龄小于女性。

毛老在治疗 AS 重在思想教育，由于 AS 的患病主要集中在青少年，家长及患者会通过网络等渠道片面地了解该病具有遗传性、致残性、不可根治性，被称为"不死的癌症"，这给患者及家属造成了很大的思想压力，在门诊上经常会看到有些家长为担心孩子的将来而掉眼泪。毛老现已 80 高寿，他会亲自讲述自己是如何面对 AS 的。得了这病它只是督促你少睡懒觉、积极锻炼身体，让你自己更加爱护自己的身体。它不会影响结婚生子，更不会致残。患者在毛老的指导下得到的不仅是身体病痛的缓解，更是思想压力的治愈。

四、孜孜不倦，献终身

案例十二　桡骨下1/3骨折合并下桡尺关节脱位——盖氏骨折

王某，男，29岁。

初诊：患者于2015年3月25日以"摔伤致右前臂肿胀疼痛伴活动受限1天"为主诉就诊。现病史：患者自诉1天前骑摩托车摔伤致右前臂肿胀疼痛伴活动受限，遂到当地医院进行救治，拍X线片示［图5-6（1）、图5-6（2）］：桡骨骨折远端向尺侧、掌侧、向上移位，尺桡骨关节面不在同一水平面，诊断为桡骨下1/3骨折合并下桡尺关节脱位，当地医院建议手术内固定治疗，患者特来门诊欲求毛老手法复位治疗。毛老查看患者，患者手指活动尚可，且无明显麻木感。建议切开复位行双克氏针平行固定法对其进行了手术治疗。

【按语】

毛老认为盖氏骨折是一种对复位、愈合和功能恢复要求均高的骨折，应像对待关节内骨折一样来加以处理治疗，除要骨折部位愈合良好外，还必须维持骨的长度，恢复其轴线，从而获得满意的功能结果。保守治疗是不可取的，必须手术治疗，在成人，这种损伤如果不行手术治疗，将会导致持续的和复发的尺骨远端脱位；由于肱桡肌、旋前方肌的牵拉（导致桡骨远端骨块向尺骨旋转）、外展拇肌、伸拇肌的作用和手的重量作为致畸力（导致桡骨背侧成角和远端桡尺关节半脱位），这些致畸力使下尺桡关节复位后极易再脱位且不能被石膏固定所控制，尤其该类型骨折主要伴随下尺桡关节脱位（尺桡关节脱位诊断：关节间隙增宽，尺桡关节面不在同一水平面上），三角软骨的损伤，即使桡骨解剖复位，尺骨头也可能不能复位，所以大部分的患者采用闭合复位和石膏固定会产生骨折移位导致畸形愈合，而手术治疗是成人盖式骨折获得良好疗效的最佳手段，桡骨骨折的解剖复位及下尺桡关节的复位是手术成功的关键，新鲜损伤比陈旧性损伤更能获得良好的术后效果，有临床研究报道切开复位内固定的骨折愈合率可达到98%。

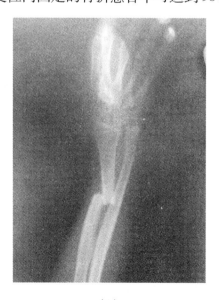

（1）

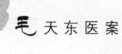

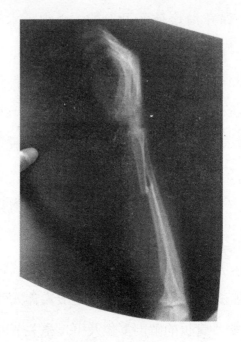

（2）

图 5-6　膝关节骨关节炎 X 线片

案例十三　膝关节半月板损伤合并创伤性滑膜炎

曹某，女，5 岁。

初诊：患儿于 2014 年 9 月 6 日以"扭伤致左膝关节肿胀疼痛活动受限伴全身低热 1 周"来就诊。现病史：父亲诉患儿在 1 周前玩耍时不慎扭伤左膝关节，到当地县医院就诊，通过平片、MRI 诊断：骨质无损伤、半月板 I 度损伤、髌上囊有少量积液，在住院期间进行制动、抗炎、退热治疗，膝关节及全身低热，患者体温始终在 38℃ 左右，治疗无明显缓解。今特来我院就诊。毛老自认为对 MR 读片及该病认识相对欠缺，特请自己学生小儿骨伤科的主任来辅助诊治。查体：腹股沟等处的淋巴结无肿大，膝关节皮温较对侧稍高，浮髌试验阳性，膝关节外侧研磨试验阳性，结合影像资料骨骺、干骺端、软骨面无骨质破坏，患儿有外伤史，考虑为膝关节创伤性滑膜炎合并半月板损伤。治疗：回当地医院继续牵引制动，予以活血化瘀、消炎止痛中西医药物联合静脉滴注，在床上做静力性股四头肌锻炼 4～6 周，待肿胀消退、屈伸活动不受影响后可下地活动，在 1 周内扶拐杖行走锻炼。由于小儿半月板边缘有血管供应，多能治愈。毛老遵嘱执行。

二诊：一个半月后毛老亲自打电话询问患儿父亲，询问情况得知：患儿现膝关节可正常活动，跑跳无任何症状。毛老建议患儿休息 2 周后再开始负重锻炼。

案例十四　三踝骨折误诊病案

尚某，女，70 岁。

初诊：患者于 2012 年 6 月 26 日以"左踝肿胀、疼痛伴活动受限 7 天"来就诊。现病史：患者 7 天前因外伤致左踝部肿胀、疼痛伴活动受限，到郑州市某医院就诊，拍 X 线片后，医生认为后踝出现阶梯状错位，并告诉患者若不手术将会留下严重的后遗症。患者不愿手术来毛老门诊咨询，毛老看片后诊断为无移位骨折，靠自己的经验认为非手术治疗有效。患者持怀疑态度，毛老就拿着片子到影像科请专家会诊，专家看片后均认为后踝骨折上移。毛老本着对患者负责的态度，嘱患者行 CT 检查，结果同上。毛老凭自己的经验往常在正常的平片上也能看到后踝阶梯状的改变。毛老为确定后踝阶梯状的改变是否为骨折错位引起，又请CT影像专家，专家认为是CT扫描角度不对，应采用横切面，后专门在CT室，在原底板的影像资料上仔细观察后，最终确定为无移位的骨折。毛老对患者讲清了非手术与手术的利害关系，患者最终以保守治疗。

二诊：3个月后患者自行来复诊，左踝关节已无明显不适，甚是感谢毛老。

【按语】

毛老在坐门诊时，若遇到自己不擅长或是模棱两可的疾病，毛老都会很谦虚地亲自带患者去找相关医生诊治，然后把其他医生的治疗经验进行归纳总结。毛老时常会邀请、安排其他科室（影像中心、脊柱科、风湿科等）的主任来传承工作室为大家讲课，毛老也会非常认真、热情地为工作室人员分享自己的医疗经验与学术思想。

毛老现已耄耋之年，每周还坚持坐3天全天门诊，如果遇到身体不适，只是在休息室躺一会，但诊室的门是开的，若有患者进来，毛老会毫不犹豫坚持为患者看病。在日常休息时间，毛老会了解中国文化的博大精深，现在毛老还在撰写《平乐正骨的前世、今生及未来猜想》，思考着复杂科学与中医的关系。下面两句话深刻体现了毛老对平乐正骨这一生的贡献：

探赜索隐承平乐正骨于无形，钩深致远传心法绝技而有物。

附　　录

附录一　历史记录

　　毛天东教授作为平乐正骨第六代传人，幼承庭训，手握秘诀，承古拓新，从医60载，将具有200多年历史的平乐正骨发扬光大。年至耄耋，躬耕不缀，鞠躬尽瘁，矢志不渝，巍巍堂堂，精诚大医！

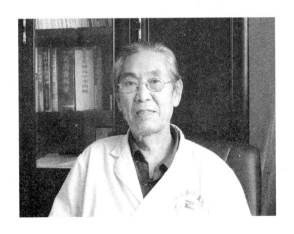

图一　毛天东（1935—　）

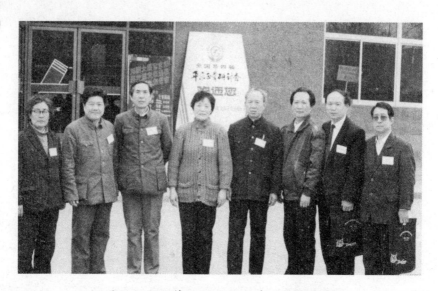

图二　全国第四届平乐正骨研讨会留影

毛天东（左3）、郭维淮（右4）、谢雅静（左4）

（其他人为毛天东的大学同学）

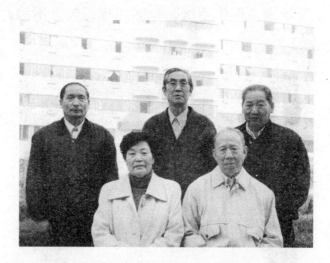

图三　2000年《平乐正骨50例典型案例》录像完成，

主要课题参与者合影留念

郭维淮院长（前右1）、谢雅静（郭维淮院长夫人）（前左1）、

毛天东（后中）、张茂（后右1）、井秀灿（后左1）

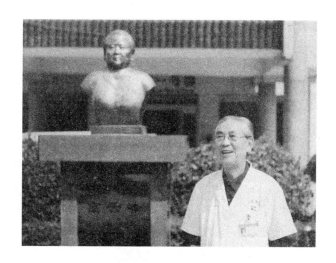

图四　毛天东在其先师高云峰铜像前留影

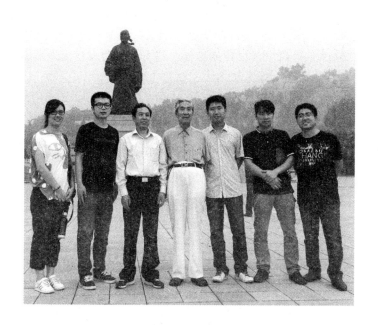

图五　后继有人

毛天东、毛书歌教授［（毛老长子）左3］、在读研究生：梁舒涵（左1）、
宋聚才（左2）、史俊德（右1）、魏正旭（右2）、海渊（右3）

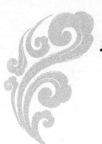

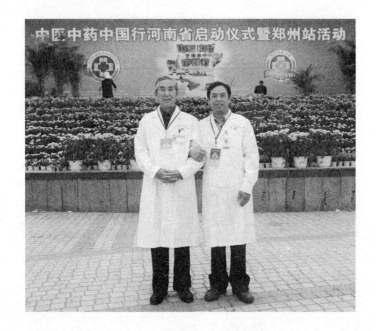

图六　2009年中国中医中药万里行在河南举行的大型义诊活动时，
毛天东教授、毛书歌教授父子合影

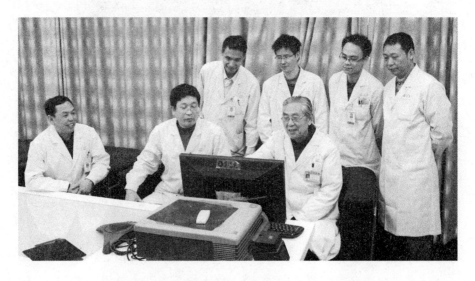

图七　毛天东教授和院内医生共同学习研讨

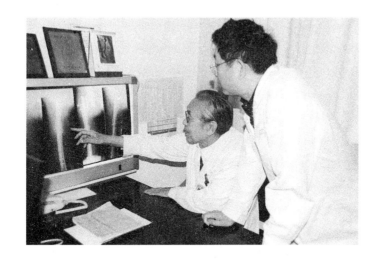

（1）　毛天东教授阅 X 线片

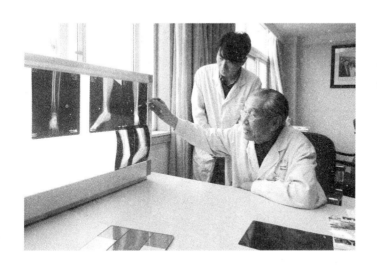

（2）　毛天东教授阅 X 线片

图八

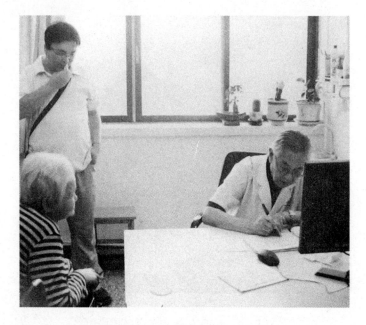

（1）　毛天东教授记录病历

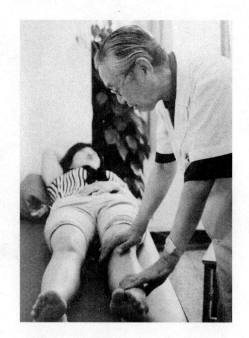

（2）　毛天东教授检查患者

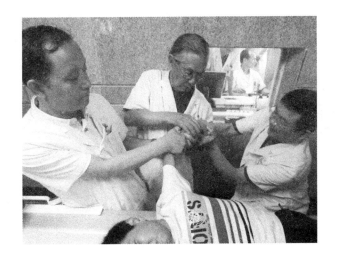

（3）　毛天东教授手法正骨

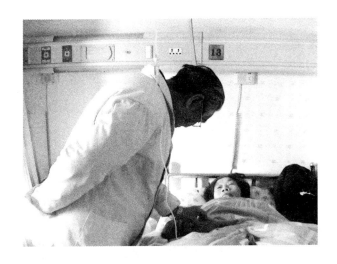

（4）　毛天东教授为病人诊脉

图九

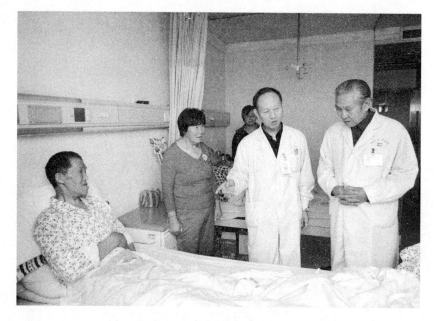

（1）　毛天东教授查房

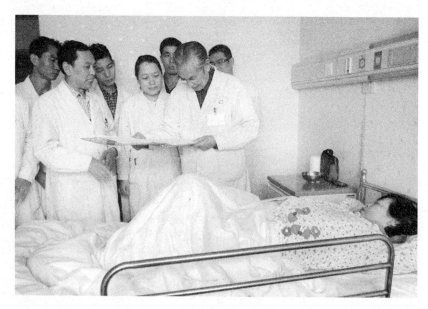

（2）　毛天东教授查房

图十

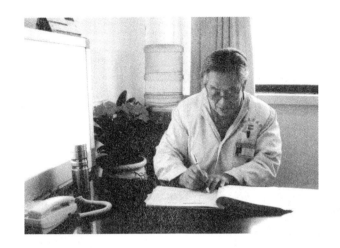

（1）　　毛天东教授记录病案

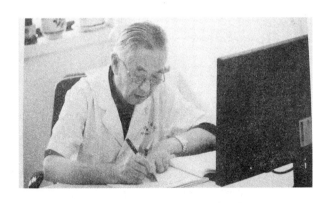

（2）　　毛天东教授记录病案

图十一

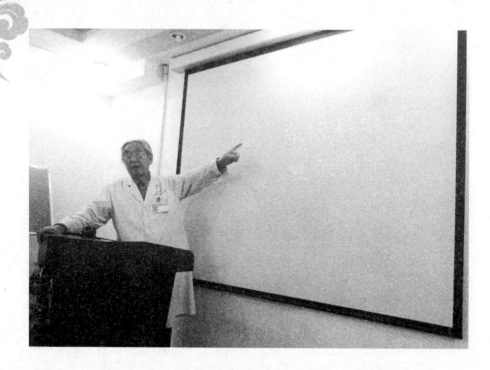

（1）　毛天东教授授课

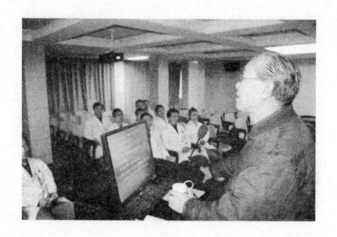

（2）　毛天东教授授课

图十二

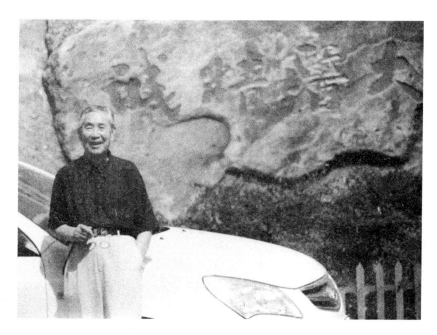

图十三　毛天东教授在"大医精诚"碑前留影

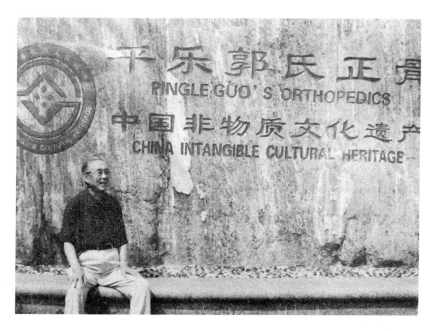

图十四　毛天东教授在"平乐郭氏正骨中国非物质文化遗产"碑前留影

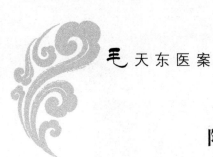

附录二　荣誉与成果

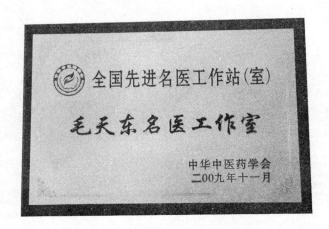

（1）　2009 年获"全国名老中医传承工作室"称号

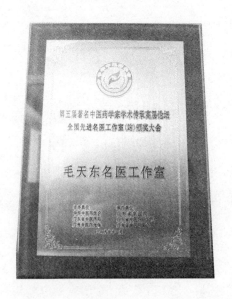

（2）　2009 年获"全国名老中医传承工作室"称号

图一

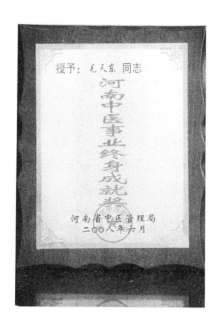

图二　2008年获"河南中医事业终身成就奖"

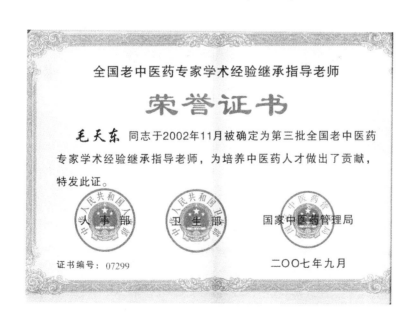

图三　2007年获"全国老中医药专家学术经验继承指导老师"贡献奖

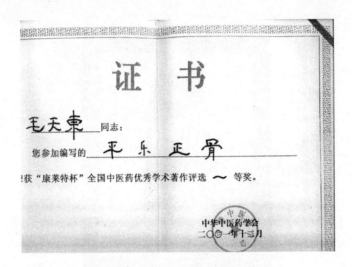

（1）　2001 年毛天东参编的《平乐正骨》

获“康莱特杯”全国中医药优秀著作评选一等奖

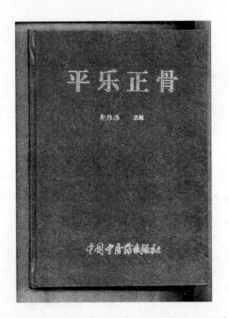

（2）　2001 年毛天东参编的《平乐正骨》

获“康莱特杯”全国中医药优秀著作评选一等奖

图四

参 考 文 献

1. 郭维淮．洛阳平乐正骨．北京：人民卫生出版社，2008.

2. 贺兴东，翁维良，姚乃礼，等．当代名老中医经验方荟萃．北京：人民卫生出版社，2014.

3. 胥少汀，葛宝丰，徐印坎．实用骨科学．北京：人民军医出版社，2012.

4. 毛天东，毛书歌．国家非物质文化遗产"平乐郭氏正骨"五十年风雨历程——记平乐正骨手法的五十年历史传承．中医正骨，2008（10）：93 – 95.

5. 罗宇，俞松．儿童股骨头缺血性坏死的临床研究进展．中国医学创新，2013（14）：144 – 147.

6. 马文龙，陈洪干，吴亦新，等．磁共振成像在诊断成人髋关节滑膜炎中的意义．中国中医骨伤科杂志，2014（03）：48 – 49.

7. 周立波，毕爱华，于兰先．闭合复位双克氏针固定与钢板固定治疗盖氏骨折的比较．中国骨伤，2006（10）：624 – 625.

8. 廖冬发，权毅，张波，等．股骨横断骨折2种带锁髓内钉固定的力学分析．重庆医学，2004（08）：1219 – 1220.

9. 姜磊，缪文礼，宋京蔚．跟骨骨刺与跟痛症的关系探讨．中国医药导报，2008（32）：154 – 157.

10. 钟友鸣．腕部三角软骨盘损伤的诊体会．按摩与导引，2007（12）：32 – 33.

11. 崔晓军．浅谈痛风病临床诊治．陕西中医，2012（02）：199 – 200.

12. 冯峰，张志勇，张春健，等．先天性高肩胛症的局部解剖特征及手术治疗．中国临床解剖学杂志，2002（04）：311 – 313.

13. 时国富，刘又文，陈利国．毛天东运用滑膜炎汤治疗膝关节滑膜炎的经验．中医正骨，2006（03）：64 – 65.